Franz Renggli

Früheste Erfahrungen – ein Schlüssel zum Leben

In der Reihe »Neue Wege für Eltern und Kind« sind bisher folgende Bände erschienen:

Band 1 Thomas Harms (Hg.): *Auf die Welt gekommen. Die neuen Baby-Therapien.* 2000 (Neuauflage 2017).

Band 2 Thomas Harms: *Emotionelle Erste Hilfe. Bindungsförderung – Krisenintervention – Eltern-Baby-Therapie.* 2008 (Neuauflage 2016).

Band 3 Mechthild Deyringer: *Bindung durch Berührung. Schmetterlingsmassage für Eltern und Babys.* 2008 (Neuauflage 2016).

Band 4 Dirk Beckedorf, Franz Müller: *Von der Resonanz zur Bindung. Förderung von Wahrnehmung und Bindung durch die Systemische Hörtherapie.* 2010 (Neuauflage 2016).

Band 5 Ursula Henzinger: *Bindung und Autonomie in der frühen Kindheit. Humanethologische Perspektiven für Bindungstheorie und klinische Praxis.* 2017.

Band 6 Thomas Harms (Hg.): *Körperpsychotherapie mit Säuglingen und Eltern. Grundlagen und Praxis.* 2017.

Band 7 Michel Odent. *Die Wurzeln der Liebe. Wie unsere wichtigste Emotion entsteht.* 2001 [1999] (Neuauflage 2018).

Neue Wege für Eltern und Kind · Band 8

Herausgegeben von Thomas Harms

Franz Renggli

Früheste Erfahrungen – ein Schlüssel zum Leben

Wie unsere Traumata aus Schwangerschaft und Geburt ausheilen können

Psychosozial-Verlag

Bibliografische Information der Deutschen Nationalbibliothek
Die Deutsche Nationalbibliothek verzeichnet diese Publikation
in der Deutschen Nationalbibliografie; detaillierte bibliografische Daten
sind im Internet über http://dnb.d-nb.de abrufbar.

4. Auflage 2026
der überarbeiteten Neuausgabe 2018 von *Das goldene Tor zum Leben. Wie unser Trauma aus Geburt und Schwangerschaft ausheilen kann*, 2013 (München, Arkana)

Gesetzlich vertreten durch die persönlich haftende Gesellschaft Wirth GmbH,
Geschäftsführer: Johann Wirth
Walltorstraße 10, 35390 Gießen, Deutschland
0641 969978 0
info@psychosozial-verlag.de
www.psychosozial-verlag.de

Umschlagabbildung: Paul Klee, *Guter Fischplatz*, 1922
Autorenfoto auf Umschlagrückseite: renatogerussi.ch
Umschlaggestaltung & Innenlayout nach Entwürfen von Hanspeter Ludwig, Wetzlar
Satz: metiTec-Software, me-ti GmbH, Berlin
www.me-ti.de
Druck und Bindung: CPI books GmbH
Birkstraße 10, 25917 Leck, Deutschland
Printed in Germany

ISBN 978-3-8379-2801-3 (Print)
ISBN 978-3-8379-7429-4 (E-Book-PDF)
https://doi.org/10.30820/9783837974294
ISSN 2625-1043 (Print)
ISSN 3053-4739 (Digital)

Inhalt

1 Einleitung

Vor etwa dreißig Jahren wurde in der medizinischen Wissenschaft eine neue Dimension der Forschung eröffnet: David Barker in England und kurze Zeit später Peter Nathanielsz in den USA entdeckten, dass die allererste Lebenszeit – Schwangerschaft, Geburt und Babyzeit – darüber entscheidet, ob ein erwachsener Mensch eher gesund ist oder ob er zu Krankheiten neigt. Hier, in diesem Lebensabschnitt, wurzeln seine wichtigsten späteren Krankheiten und auch, wie er altert und wann er stirbt. In der Medizin spricht man von der *fötalen Programmierung*. Aus diesen Erkenntnissen über den Ursprung der Entwicklung von Gesundheit und Krankheit ist mittlerweile eine weltweite klinische Forschung entstanden.

Schon seit rund einhundert Jahren widmet sich die pränatale, also vorgeburtliche Psychologie dem Einfluss dieser ersten Lebenszeit auf die Gefühlswelt der erwachsenen Menschen, ob er zu Wohlbefinden, Zufriedenheit und Widerstandsfähigkeit neigt oder aber zu Ängstlichkeit, Verletzlichkeit und depressiven Verstimmungen. In diesem »vorsprachlichen Raum« – in der Schwangerschaft, während der Geburt und in der Babyzeit – wird unsere Persönlichkeit weitgehend geprägt, unsere Erlebens- und Verhaltensweisen und schließlich wie wir im späteren Leben Beziehungen und Bindungen eingehen. Vom Moment der Zeugung an ist das Baby ein voll erlebendes menschliches Wesen.

Das Phänomen dieser allerfrühesten Prägung bedeutet umgekehrt: Treten bei einem erwachsenen Menschen in einer Konfliktsituation heftige Gefühle auf, dann ist der Umstand oder das Ereignis – etwa ein Problem mit dem Partner oder eine schwierige Arbeitssituation – immer nur der Auslöser. Der Grund, weshalb wir so heftig reagieren, hat immer seine eigentliche Ursache in der Schwangerschaft, der Geburt oder der Babyzeit.

Schuldgefühle – zur Entlastung der Eltern

Viele Eltern erschrecken, wenn sie hören, eine wie bedeutungsvolle, wie prägende Wirkung Schwangerschaft, Geburt und Babyzeit auf das Leben eines Menschen ausüben. Sie fragen sich, welche Bürde, welche eigenen, nicht verarbeiteten frühen Verletzungen sie an ihre Kinder weitergegeben haben. Vor allem Mütter, die in unserer Kultur immer noch mehrheitlich Babys und Kinder betreuen, neigen zu Schuldgefühlen und befürchten, etwas falsch gemacht zu haben. Dazu kann ich nach meiner bald 50-jährigen psychotherapeutischen Tätigkeit und Forschungsarbeit klar sagen:

Sie haben gar nichts falsch gemacht! Um die Hintergründe dieser Antwort offenzulegen, will ich meine Forschungsergebnisse, wie ich sie in meinen beiden ersten Büchern dargelegt habe, hier kurz zusammenfassen.[1]

Gesellschaftliche Voraussetzungen

In allen ursprünglichen Kulturen trägt eine Mutter oder eine andere weibliche Betreuerperson das Baby tagsüber mit sich herum. Nachts schläft es immer an ihrem Körper. Entsprechend ruhig und entspannt sind die Kleinkinder – ein Kinderweinen ist in diesen Kulturen kaum zu hören. Alle Hochkulturen hingegen trennen Mütter und ihre Kinder nach der Geburt. Und je höher die Kultur, desto radikaler wird diese Trennung vollzogen – eine emotionale Anpassung an das entfremdete Leben in den Städten, und das seit Tausenden von Jahren. Ganz speziell unsere mitteleuropäische Kultur hat seit der Entstehung des Handels- und im 18./19. Jahrhundert des Industriekapitalismus eine immer größere Grausamkeit und Perfektion entwickelt, mit der diese Trennung vollzogen worden ist. Beispielsweise wurde das Kinderzimmer »erfunden«, und eine Mutter durfte schließlich ihr Kleinkind nur alle vier Stunden füttern. So wurden Babys bei uns seit hundert bis zweihundert Jahren konsequent zum Schreien erzogen!

Das bedeutet: Die Anpassung an den Lebensstil unserer modernen Zivilisation hat eine extrem *kranke Gesellschaft* mit einer hohen Neigung zu Panik, Depression und Krankheit hervorgebracht! Anders ausgedrückt: In uns allen ist ein machtvoller Kern an Einsamkeit, Isolation und Verlassenheit grundgeprägt.

1 Eine ausführliche Darstellung aller meiner bisher veröffentlichten Bücher ist nachzulesen im ersten Vorlesungsmanuskript meiner Weiterbildung »Erfahrungen aus der Schwangerschaft und Geburt als Quelle von Heilung« auf meiner Website www.franz-renggli.ch.

Nicht der einzelne Mensch ist also krank, sondern die ganze Gesellschaft, in der wir leben. Die Familie ist nur die Schaltstelle, an welcher der Irrsinn, die Verrücktheit unserer Kultur von einer Generation an die nächste weitergegeben wird.

Jeder Mensch trägt ein verletztes Kind in sich

In meiner langjährigen psychotherapeutischen Tätigkeit habe ich folgende Erfahrung gemacht: Durch die Existenz eines Kindes werden bei den Eltern alle ihre eigenen frühen Verletzungen – und das heißt Traumatisierungen – wieder geweckt. Man kann es also durchaus als »Aufgabe« von Babys und Kindern sehen, uns mit unseren eigenen Schattenseiten zu konfrontieren, sie uns bewusst zu machen. Einen ähnlichen Prozess erleben wir auch mit unseren Lebenspartnern. Partner und Kinder sind unsere großen *Lehrmeister* im Leben.

Und ebenfalls aus meiner Erfahrung kann ich festhalten: Es gibt keine bösen Eltern, auch keine schlechten Großeltern oder Urgroßeltern. In unserer Gesellschaft sind wir alle verletzt und traumatisiert, wenngleich in unterschiedlichem Ausmaß. Auch wenn in einer Familie schwere Störungen oder destruktive Konflikte vorliegen, gibt es in jeder Mutter, jedem Vater einen *primär liebevollen Anteil* den eigenen Kindern gegenüber, und diese Liebe ist für mein Empfinden der *göttliche Kern* in jedem Menschen. In meiner praktischen Arbeit bin ich immer wieder berührt, wie liebevoll und zärtlich Eltern auch in schweren Krisensituationen mit ihren Babys und ebenso mit ihren größeren Kindern umgehen, wie einfühlsam sie ihnen gegenüber sind.

Noch auf zwei Punkte möchte ich hinweisen, um die Eltern von ihren Schuldgefühlen zu entlasten. Ungeachtet seiner körperlichen Hilflosigkeit hat jedes Baby eine *starke Persönlichkeit*, die sich erst später entfalten wird. Es hat sich entschieden, zu diesen Eltern mit all ihren Stärken und Schwächen zu kommen, um von ihnen zu lernen und um später seine Erfahrungen zu transformieren. Das ist der Sinn unseres Lebens.

Die Bedeutung des Vaters

In der pränatalen Psychotherapie haben wir zudem die Erfahrung gemacht, dass der *Vater* für das seelische Erleben eines Kindes genauso entscheidend ist wie die Mutter, auch wenn wir der Mutter stets die größere Bedeutung beimessen, weil das Baby in ihrem Bauch heranwächst und nach der Geburt an ihrer Brust trinkt und weil sie in der Regel die Hauptbetreuerin und damit die erste Bindungspartnerin im Leben des Kindes ist. Babys kommen mit einem für uns unbegreiflichen Wissen auf die Welt, sie erspüren nicht nur ihre Mutter, sondern genauso ihren Vater mit all seinen Stärken, aber auch mit seinen frühen Verletzungen. Speziell für Mütter mit Schuldgefühlen kann diese Erkenntnis entlastend sein. Wie Babys dieses Wissen erwerben, ist nach wie vor ein Geheimnis. Wir beobachten einfach, dass es so ist.

Wenn wir in der pränatalen Therapie mit diesem Erfahrungshintergrund arbeiten, dann schmelzen die Schuldgefühle von Eltern so rasch dahin wie der Schnee in der warmen Frühlingssonne. Ich erkläre dies den Eltern bereits in der ersten Sitzung, um sie von dem unnötigen und lähmenden Ballast ihrer Schuldgefühle zu befreien. Ich sage ihnen, dass es um eine Detektivarbeit geht: Gemeinsam wollen wir versuchen zu begreifen, welche Ursachen beispielsweise dem Weinen des Babys zugrunde liegen. Oder ich versuche bei der Therapie von erwachsenen Menschen mit ihnen zusammen zu ergründen, warum sie sich in eine so schwierige Lebenssituation verstrickt haben.

Mit diesem Buch möchte ich den aktuellen Stand der weltweiten Forschung in pränataler Psychologie und Psychotherapie zeigen. Die Beispiele von erwachsenen Menschen, die ihre eigene Geburt und ihre Schwangerschaft noch einmal nacherleben und heilend neu erfahren durften, verdeutlichen, wie bedeutungsvoll und prägend diese erste Lebenszeit ist. In meiner Praxis arbeite ich aber auch mit Babys und Kleinkindern und ihren Eltern. Und aus diesem Bereich möchte ich meine erste Geschichte erzählen.

Eric – eine traumatische Geburt

Eric ist ein fünfjähriger Junge, der jede Nacht schreiend aus dem Schlaf erwacht. Er strampelt und schlägt wild um sich, wobei er jede Orientierung verliert. Wenn Mama oder Papa dann zu ihm gehen, ist er nicht ansprechbar, er kann nicht geweckt, das heißt, er kann nicht aus seinem Zustand befreit werden. Ein solcher Anfall dauert mindestens eine Stunde, meist länger. Eva und Paul, die beiden Eltern, sind völlig erschöpft und ratlos.

Hintergrund dieses Dramas ist eine sehr traumatische Geburtserfahrung. Mit einem vorzeitigen Blasensprung habe alles begonnen, erzählt Eva, die ihr Kind zunächst in einer Klinik für alternative Geburtsmethoden zur Welt bringen wollte. Doch dann blieben die Wehen aus, die Herztöne fielen allmählich ab. Mit

Blaulicht wurde die Mutter in ein Universitätskrankenhaus gefahren. Als Komplikation stellte sich dann auch noch ein Infekt mit hoher Temperatur ein, weshalb die Mutter mit Antibiotika behandelt werden musste. Schließlich bekam sie eine Periduralanästhesie, um den Beckenbereich schmerzunempfindlich zu machen; und die Wehen wurden durch Medikamente verstärkt und beschleunigt. Dann versuchte man Eric zunächst mit der Saugglocke und schließlich mit der Zange zu holen.

Dieser ganze Prozess dauerte dreieinhalb Tage – für beide Eltern war es ein Albtraum. Die Mutter war vollkommen desorientiert. Sie verlor den Kontakt zu sich selbst, sie fühlte sich abgeschnitten von ihrem Körperempfinden und von ihren Gefühlen, zudem auch von ihrem Sohn Eric. Während sie davon erzählt, erkenne ich bei ihr körperliche Anzeichen von Schock.

Zusammen mit meiner damaligen Mitarbeiterin Cornelia Reichlin begleiten wir Eric und seine Eltern durch diese Situation. Ich schlage ein »Geburtsspiel« vor: Eva und Paul, der Vater, sitzen einander auf dem Boden im Schneidersitz gegenüber und halten sich gegenseitig an den Schultern. So entsteht ein geschlossener Raum zwischen ihnen, wie eine Gebärmutter. Eric lade ich ein, sich zwischen seine Eltern zu setzen und sich einen Ausweg zu suchen, wie bei der Geburt. Bisher war er gar nicht scheu, er hat alles Mögliche in meiner Praxis untersucht und damit gespielt; jetzt wird er vorsichtig und ängstlich. Kaum hat er sich zwischen die Eltern gesetzt, da hat er schon einen Ausweg aus seinem »Mutterschoß« gefunden. Ich ermuntere ihn, es ein zweites Mal zu versuchen. Den Eltern gebe ich dabei den Hinweis, sie dürften ihre »Gebärmutter« nun etwas stabiler gestalten, so dass Eric sich jetzt den »Geburtsweg« erkämpfen muss. In dieser Situation bricht Eric ganz unerwartet in heftiges Weinen und Schreien aus, er beginnt wild um sich zu schlagen, zu treten, zu kneifen und zu beißen. Er ist außer sich und hat in kürzester Zeit jede Orientierung verloren. So sei das jede Nacht, erklärt Eva.

Ich bin überrascht, ja fast schockiert über dieses Geschehen und denke zuerst, die Eltern hätten meine Aufforderung allzu strikt befolgt und Eric keine Chance gegeben, sich aus seinem »Gefängnis« zu befreien. Dann sehe ich aber, dass dies gar nicht der Fall ist: Er hätte viele Möglichkeiten durchzubrechen und macht es teilweise auch, aber nur, um sich dann blitzschnell in den Mutterschoß zurückzuziehen. Cornelia, meine Mitarbeiterin, versucht es mit Rufen, sie streckt ihm eine Hand entgegen, um ihm Halt und Orientierung zu geben. Ich biete seinen Füßen und Beinen Widerstand, so dass er auch die Möglichkeit hat, sich herauszuschieben. Alles vergeblich. Immer wieder, wenn Eric kurz davor ist, sich zu befreien, zieht er sich in seine Höhle zurück und beginnt noch heftiger zu schreien und blindwütig um sich zu schlagen, mit geschlossenen Augen, in Panik aufgelöst und vollkommen nass geschwitzt. Die Eltern, Cornelia und ich, wir alle sind ratlos, es ist ein für alle Beteiligten schwer erträglicher Zustand.

In dieser Situation schlage ich Eva vor, sich von Cornelia ablösen zu lassen: Nun bildet Cornelia mit Paul zusammen den Mutterschoß, und Eva als Mutter soll ihren Sohn rufen und ihm einen Weg aus seiner Höhle heraus weisen. Nach einer, wie uns scheint, endlos langen Zeit gelingt es Eric schließlich, sich zu befreien: Er schreit jämmerlich und sucht nun den rettenden Körperkontakt mit seiner Mutter Eva. Doch die Annahme, er würde sich endlich beruhigen, ist weit gefehlt, im Gegenteil: Das ganze Drama beginnt von vorn, nur spielt es sich jetzt allein zwischen der Mutter und Eric ab. Kaum in Körperkontakt mit Eva lehnt Eric sie wütend ab, er kneift und beißt sie, schlägt mit den Fäusten und Beinen auf sie ein, wo er sie gerade erwischen kann. Es ist genau dasselbe Verhalten wie zuvor im Mutterschoß. Sobald er sich aber von seiner Mutter wieder befreit hat, beginnt er herzzerreißend nach ihr zu rufen und zu schreien und sich innig an sie zu schmiegen. Das alles macht er immer noch mit geschlossenen Augen, er ist in keiner Weise ansprechbar – genauso, wie es sich jede Nacht zu Hause abspielt.

Obwohl Eric tobt und schreit, versuche ich, mit Eva in Kontakt zu kommen, und frage sie, was sie in dieser Situation in ihrem Körper spüre? Nur mit Mühe kann sie erzählen: Wann immer sie an Erics Geburt erinnert werde, falle sie in eine innere Starre, in einen Schockzustand, in dem sie sich selbst überhaupt nicht mehr spüre. Ich frage sie daraufhin, ob Cornelia und ich ihr Halt geben dürften, damit sie sich und ihre Gefühle spüren könne. So halten wir sie von beiden Seiten, und schließlich setzt sich Cornelia mit ihrem Körper ganz nahe an Eva heran, sie tritt in direkten Körperkontakt mit ihr, um ihr so ein Gefühl von Sicherheit zu vermitteln. Durch diesen Schutz und die Geborgenheit, die sie dabei empfindet, gelingt es Eva, sich ganz allmählich aus ihrer Starre zu lösen, und an deren Stelle fühlt sie jetzt die Wärme ihrer Tränen – zum ersten Mal darf eine ganz alte Trauer in ihr aufbrechen.

Endlich hat auch der Vater Gelegenheit zu erzählen, wie er sich damals, während der Geburt, gefühlt hat. Er berichtet, auch er sei während der quälend langen Zeit der Wehen und der Geburt in einen Schockzustand gefallen, genau wie jetzt. Er habe befürchtet, seine Frau würde sterben, und in seiner Vorstellung habe er Eric schon tot gesehen.

Der Vater wie auch die Mutter waren mir von Anfang an sehr sympathisch – und während dieser Arbeit öffnet sich mein Herz richtig weit für die beiden. Auch Paul kann nun endlich weinen, Tränen, die lange in ihm verborgen waren. Cornelia und ich weinen zusammen mit den Eltern über so viel Angst,

Schrecken und Entsetzen, die sie ausgestanden und fünf Jahre lang im Verborgenen mit sich herumgetragen haben.

In dieser überaus emotionalen Situation, die uns Erwachsene ergriffen hat, »erwacht« Eric endlich aus seinem Zustand: Zufrieden und gelöst sitzt er im Schoß seiner Mutter.

Bevor wir diese zweistündige Sitzung beenden, die uns wie eine Ewigkeit vorgekommen ist, erzähle ich Eric, was ich von der Situation verstanden habe: Ich sage ihm, was er hier erlebt habe, passiere ihm jede Nacht daheim in seinem Bett, dass er nämlich schreiend erwache, nur habe er das hier mit vollem Bewusstsein erlebt. Möglicherweise habe er nachts, bevor er schreiend erwache, jedes Mal einen Traum, der ihn an seine dramatische Geburt erinnere. So falle er jede Nacht in einen Albtraum zurück – er und seine Mama seien damals, bei seiner Geburt, ganz nahe an den Tod gekommen, beide mussten sie fast sterben. Und die Mama sei damals auch noch krank gewesen, sie habe starke Medikamente bekommen und deshalb schließlich jeden Kontakt zu ihm verloren. Vielleicht verstehe er jetzt besser, was jede Nacht im Schlaf mit ihm geschehe.

Und bevor Cornelia und ich die Sitzung beenden, empfehle ich der Mutter, mit einer ihr bekannten Craniosacral-Therapeutin Kontakt aufzunehmen, denn wir glauben, dass Eric mit Hilfe dieser Körpertherapie noch mehr in seine innere Mitte und damit zur Ruhe zurückfinden kann.

Ich habe mit Eric und seiner Mutter später noch einige weitere Sitzungen verbracht. So erfuhr ich, dass Eric nach dieser ersten Sitzung jede Nacht durchschlafen konnte. Es gab noch vereinzelte Rückfälle, die für ihn und seine Eltern aber gut auszuhalten waren. Zwei Jahre später habe ich in einem kleinen Lokal in einem Vorort von Basel ein Konzert besucht – zufällig waren dort auch Eric und seine Eltern. Als Eric mich sah, kam er sofort auf mich zugerannt, küsste mich spontan und hörte das ganze Konzert auf meinem Schoß sitzend an, in der Geborgenheit des Köperkontakts mit mir. Angesichts von so viel Dankbarkeit und Liebe dieses Kindes wurde mir ganz warm ums Herz.

Im 6. Kapitel möchte ich mehr erzählen über meine Arbeit mit Babys, Kleinkindern und ihren Familien. Aber so viel sei hier schon angemerkt: Solche Prozesse wie der soeben geschilderte sind nur möglich, wenn wir als Therapeuten innerlich offen sind für die Tiefe des Geschehens, das sich in den Familien vollzieht, und wenn wir alle Beteiligten einfühlsam begleiten.

In meiner psychotherapeutischen Arbeit haben mich Babys tief inspiriert und einen Einfluss darauf genommen, wie ich mit erwachsenen Menschen arbeite. Umgekehrt hat mein Verständnis von Erwachsenen auch dasjenige von Babys geprägt. Jedes Menschenleben ist für mich wie ein Kunstwerk. Es ist beeindruckend, was Menschen aus ihrem Leben machen, wie sie es formen und gestalten, wie sie an sich arbeiten, um jene Erfahrungen zu transformieren, die ihren gegenwärtigen Konflikten zugrunde liegen und ihr Leben beeinträchtigen. Ich spüre Bewunderung für die Menschen, die bei mir Hilfe suchen. Und ich fühle mich geehrt durch ihre Offenheit und ihr Vertrauen. Ich »mache« nichts, ich biete ihnen lediglich einen möglichst geborgenen Raum, in dem sie sich selbst erfahren können. Ich bin nur Zeuge und begleite sie auf einer kurzen Strecke ihres Lebenswegs. Ich werte nie, ich bewundere nur. Und ich arbeite mit einem offenen Herzen: Wenn ich meine Liebe zu den Menschen spüre, die zu mir gekommen sind, weil sie Hilfe suchen, dann weiß ich: Jetzt beginnt Heilung. Das gilt für erwachsene Menschen wie auch für Babys und Kinder.

Und noch ein Letztes: Die Krise eines Menschen – egal durch was verursacht – reißt die innersten Gefühle, Schmerzen und Ängste auf. Wir sind dann unter Umständen so hilflos und ohnmächtig wie ein Baby nach der Geburt oder gar in der Schwangerschaft. Vielleicht gehen wir gefühlsmäßig durch eine Hölle. Menschen, die meine Hilfe suchen, mache ich dann Mut: Das ist vielleicht *die* Chance deines Lebens! Wenn du in ein paar Jahren oder auf dem Sterbebett zurückblickst, dann kannst du hoffentlich feststellen: Die Krise damals war an der Grenze des Erträglichen, aber sie hat mein Leben entscheidend verändert. Dadurch ist etwas Neues in mir geboren worden!

In jeder Krise liegt somit ein unendlicher Schatz verborgen, eine Chance zur Neuorientierung. Und je härter die Krise, desto größer der Schatz. Eine Krise kann tödlich sein oder aber etwas ganz Neues kann daraus entstehen, ein heilender Neuanfang. Und ich mache den Menschen Mut, diesen Neuanfang zu wagen – das heißt, ihre Krise zu transformieren.

Was ich hier soeben beschrieben habe, gilt nicht nur für den einzelnen Menschen, sondern genauso für unsere globale Krise heute. Es braucht sie, um unsere alten Denkgewohnheiten und unser bisheriges Wertesystem zu transformieren und einen Neuanfang zu wagen in eine bessere Zukunft. Ich persönlich sehe hoffnungsvoll schon lange das Licht der aufgehenden Sonne am Horizont. Ich bin erfüllt von dem Neuen, was da kommen möchte.

Am Schluss dieses Kapitels möchte ich noch einige kurze Bemerkungen zu der von mir gewählten Begrifflichkeit anbringen. Ich vermeide Wörter wie Embryo (von der Zeugung bis zum zweiten Monat) oder Fötus (vom dritten Monat bis zur Geburt), und zwar weil mich diese Worte zu sehr an »embryonales« oder »fötales« Gewebe erinnern, mit denen die Wissenschaft experimentieren darf. Für mich ist bereits die befruchtete Eizelle ein Mensch. In diesem Punkt fühle ich mich einig mit dem holländischen Embryologen Jaap van der Wal. Ich spreche vom »Baby im Bauch der Mutter«, um deutlich zu machen, dass wir von allem Anfang an menschliche Wesen sind, hochsensibel und verletzlich in dieser ersten Lebenszeit.

Auch auf den Begriff »Säugling« verzichte ich, weil er beinhaltet, dass das Trinken an der mütterlichen Brust sein zentrales Erleben darstelle. Seit John Bowlby wissen wir jedoch, dass die Beziehung zur und die Bindung an die Mutter im Zentrum der frühkindlichen Erfahrung steht. Damit verbunden ist das archaische Bedürfnis eines Babys nach Körperkontakt zur Mutter oder einer andern Betreuungsperson – ein Bedürfnis, das uns mit unseren nächsten Verwandten im Tierreich, den Primaten, verbindet.

Und zur Erklärung der Begriffe pränatal und perinatal: Pränatal meint die Zeit vor, perinatal die Zeit rund um die Geburt.

Mein Buch ist entstanden aus den vier Skripten meiner Weiterbildung »Erfahrungen während der Schwangerschaft und Geburt als Quelle von Heilung« – einzusehen auf meiner Website www.franz-renggli.ch. Leser, welche gerne wissen möchten, woher ich meine Quellen habe, finden in diesen vier Manuskripten leicht die entsprechenden Literaturhinweise.

Ich verwende im Folgenden in der Regel die männliche Form – nur der Einfachheit und besseren Lesbarkeit halber. Die Namen der im Buch erwähnten Menschen, die zu mir in Therapie gekommen sind, sind selbstverständlich zu ihrem Schutz geändert worden.

2 Geschichte der prä- und perinatalen Psychologie und Psychotherapie

In diesem Kapitel gebe ich einen kurzen Abriss der Geschichte der pränatalen Forschung, angefangen von der psychoanalytischen Traumforschung über die Experimente mit bewusstseinserweiternden Drogen bis hin zur direkten Beobachtung des Kindes im Bauch der Mutter durch moderne Ultraschalluntersuchungen. Besonders wichtig ist es mir, auf das Sprachverständnis des Babys schon während der Schwangerschaft und in der ersten frühen Lebenszeit hinzuweisen.

Barbara Findeisen, die ehemalige Präsidentin der amerikanischen Gesellschaft für pränatale Psychologie und Psychotherapie, hat uns die Bedeutung des vorgeburtlichen Seelenlebens mit dem Bild eines Baumes nahegebracht: Wenn wir nur sehen könnten, wie der Baum aus dem Boden wächst mit seinem Stamm und seiner Krone, dann würden wir sein Wesen nie erfassen. Wir müssen uns sein gesamtes Wurzelwerk im Boden vorstellen können – und dieses Wurzelwerk vergleicht Barbara Findeisen mit der pränatalen Dimension des Seelenlebens.

Die wichtigsten Stationen wissenschaftlicher Erkenntnisse

Die pränatale Psychologie und Psychotherapie wurde in den ersten Jahrzehnten des 20. Jahrhunderts vom Mainstream der Psychologie kaum zur Kenntnis genommen und führte ein kümmerliches Schattendasein. Das begann sich in den Vierziger- und Fünfzigerjahren langsam zu ändern. 1949 schrieb Nandor Fodor, ein nach Amerika ausgewanderter ungarischer Psychoanalytiker, ein Buch, in dem er darlegte, wie jeder Albtraum auf eine traumatische Geburt hinweist. So sind beispielsweise alle panischen Fluchtträume, in denen jemand mit zunehmender Verzweiflung versucht, von einer Bedrohungsquelle wegzurennen, aber trotz intensiver Bemühungen an diesem Ort stecken bleibt, typische Geburtsträume. Auch wenn jemand im Traum in die Tiefe gerissen oder von einem Monstrum verschluckt wird, haben wir es mit einer Geburtsthematik zu tun, genauso wie bei den Träumen vom Fallen.

Ein Schüler von Nandor Fodor, der Engländer Francis Mott, wiederum wies nach, wie *jeder* Traum auch als Ausdruck vorgeburtlicher Erfahrungen verstanden und aufgeschlüsselt werden kann. Er ging der Frage nach, wie sich ein Baby im Bauch der Mutter selbst erlebt und wie sich dieses Erleben im Traum als erwachsener Mensch manifestiert. Durch die Assoziationen erwachsener Patienten konnte Mott zeigen, dass es unser *Hautgefühl* ist, das den primären Kern unseres frühesten Selbstgefühls darstellt. Die Haut als Begrenzung des frühen Selbst erscheint im Traum als Licht, Glanz oder Feuer. Mott zog daraus einen kühnen Schluss: Da fast jede göttliche Gestalt in den alten Schöpfungsmythologien von einem Lichtschein oder einem Strahlenglanz umgeben ist, könnten die Göttergeschichten – neben den vielen anderen Aspekten, die sie enthalten – auch Erzählungen über das vorgeburtliche Erleben eines Babys im Bauch seiner Mutter sein.

Mott konnte anhand von Träumen gleichfalls zeigen, wie unterschiedlich das durch die Nabelschnur einströmende Blut, das die innere Verbindung des Babys zur Mutter symbolisiert, erlebt werden kann: Je nach Gefühlssituation der Mutter erlebt das Baby Wärme und Liebe und fühlt sich entsprechend akzeptiert und geborgen – oder es erlebt Abneigung, unbewusste Ablehnung, vielleicht sogar die Hassgefühle der Mutter. In diesem Fall fühlt es sich vom Blut »erschlagen«, und Gefühle von Angst, Wut und Zorn werden geweckt, mit denen es nun seinerseits die Mutter bedroht. Diese Situation führt schließlich zu der archaischen Angst, von der Mutter vernichtet zu werden.

Dem tschechischen Psychiater Stanislav Grof ist in den Siebzigerjahren ein weiterer Durchbruch gelungen. Grof hat viele Jahre mit der bewusstseinserweiternden Substanz LSD experimentiert und dabei herausgefunden, dass wir Menschen alle vielfach traumatisiert sind. Die Verletzungen, die wir in den verschiedenen Lebensabschnitten erfahren, mögen ganz unterschiedlich sein – unsere Reaktionsmuster auf die einzelnen Traumen sind immer ähnlich oder gar identisch. Grof hat dieses Phänomen in seinem Buch *Geburt, Tod und Transzendenz* ausführlich beschrieben und gezeigt, dass sich unsere Traumen wie die Schalen einer Zwiebel übereinanderlegen und einander beeinflussen. Im Innersten, so Grof, ist unser Geburtstrauma verborgen – der Ursprung von Gewalt, Krieg und Zerstörung.

Der englische Theologe und Psychiater Frank Lake wiederum konnte zeigen, wie unter dem Trauma der Geburt verschiedene Schwangerschaftstraumen und

Erlebensweisen des Babys im Mutterleib verborgen sein können. In dem Kapitel »Die großen Übergänge am Lebensanfang« (Seite 92) werde ich genauer auf die Untersuchungen von Frank Lake eingehen.

An dieser Stelle sei erwähnt, dass es in der Zwischenzeit sowohl in Amerika als auch in Europa Gesellschaften für prä- und perinatale Psychotherapie gibt: In Amerika ist es die »Association for Pre- and Perinatal Psychology and Health« (APPPAH), in Europa heißt die entsprechende Vereinigung »International Society for Prenatal and Perinatal Psychology and Medicine« (ISPPM). Im Jahre 2002 fand im holländischen Nijmegen der erste Kongress zur pränatalen Forschung unter dem Titel »Embryology, Therapy and Society« statt, der von mehr als tausend Teilnehmern besucht wurde. Eine gute Standortbestimmung zur heutigen pränatalen Psychologie bietet auch das 2014 von Klaus Evertz, Ludwig Janus und Rupert Linder herausgegebene *Lehrbuch der Pränatalen Psychologie*.

Direkte Beobachtungen an Babys im Bauch der Mutter

Bis vor wenigen Jahren war alle Theorie über das prä- und perinatale Leben abgeleitet von der therapeutischen Arbeit mit erwachsenen Menschen. Heute wird das Erleben und Verhalten eines Babys im Bauch seiner Mutter auch direkt erforscht. An erster Stelle ist hier die italienische Psychoanalytikerin Alessandra Piontelli zu erwähnen, die eine ganz einfache Versuchsanordnung gewählt hat: Fast alle Frauen werden heute während der Schwangerschaft mehrmals mit Ultraschall untersucht, und Piontelli hat bei den Frauen angefragt, ob sie bei diesen Untersuchungen dabei sein dürfe. So konnte sie nicht nur die Reaktionen der Mütter auf ihr Baby, besonders wenn sie es das erste Mal sahen, direkt beobachten, sondern auch dessen Bewegungen und Verhalten im Mutterleib bei diesen Kontaktaufnahmen.

Piontelli nahm nicht nur an sämtlichen Ultraschalluntersuchungen im Verlauf der Schwangerschaft teil, sie war auch bei der Geburt zugegen. Danach begleitete sie die Kinder bis zum Alter von sechs Jahren. In diesem Zeitraum setzte sie ihre Beobachtungen regelmäßig fort.

Ein paar Beispiele aus ihrem Buch mögen ihre Forschungsarbeit illustrieren: So beschreibt sie eine korpulente Mutter, die trotz der Warnung der Ärzte während der Schwangerschaft zu viel isst. Das Baby in ihrem Bauch zeigt ein ausgeprägtes orales Verhalten: Es schluckt immer wieder große Mengen an Fruchtwasser und lutscht auffällig stark an der Nabelschnur. Eine andere Mutter ist extrem ängstlich, weil sie schon einmal ein Baby verloren hat. Ihr Baby versteckt sein Gesicht während der Ultraschalluntersuchungen immer hinter verschränkten Armen und Beinen. Piontelli berichtet auch von einer Mutter, die vom Süden Italiens in den Norden umgezogen ist und sich dort entsprechend entwurzelt fühlt. Bei einer der Ultraschalluntersuchungen beobachten die Ärzte, wie das Baby an der Nabelschnur reißt, so dass sie es erschrocken warnen: »Baby, das ist gefährlich!« Einige Tage später muss die Mutter wegen Blutungen ins Krankenhaus eingeliefert werden. Alle diese Beobachtungen zeigen, dass das Verhalten eines Babys im Bauch seiner Mutter so etwas wie ein Spiegel des mütterlichen Erlebens ist.

Ebenso eindrücklich sind die Beobachtungen Piontellis an Zwillingen. So beschreibt sie ein sehr liebevolles Paar, das Zwillinge erwartet. Während der gesamten Schwangerschaft ist zu beobachten, wie der etwas kleinere und aktivere Junge immer wieder Kontakt zu seiner größeren und passiveren Zwillingsschwester aufnimmt, indem er ihr seine Hand durch die Eihülle hindurch entgegenstreckt. Kaum ist sie wach, bewegt auch sie sich auf ihren Bruder zu, und die beiden betasten sich gegenseitig und tauschen Zärtlichkeiten aus, bis sie einander schließlich Wange an Wange liebkosen. Das wird auch später ihr Lieblingsspiel: Getrennt durch einen Vorhang nehmen die beiden Kleinkinder immer wieder Kontakt miteinander auf und streicheln einander.

Ganz anders verhalten sich Zwillingsmädchen, deren Eltern ein zwiespältiges Verhältnis zu den erwarteten Kindern haben, ja die Mutter hatte sogar daran gedacht, die Kinder abzutreiben. Wann immer diese Mädchen einander berühren, grenzen sie sich sofort heftig gegeneinander ab, sie schlagen sogar mit Händen, Armen und Beinen aufeinander ein. Dieses aggressive Verhalten ist während der gesamten Entwicklung der beiden Mädchen bis zu ihrem sechsten Lebensjahr zu beobachten. Sie sind feindselig, streiten unentwegt, hauen aufeinander ein, reißen einander die Spielsachen aus den Händen und schlagen auch nach ihrer Großmutter.

Mit ihren Untersuchungen konnte Piontelli zeigen, dass bereits zu Beginn der Schwangerschaft bei dem heranwachsenden Baby ein intensives Seelenleben zu beobachten ist; sie konnte nachweisen, wie stark dieses Seelenleben durch die Eltern geprägt ist, und ihre Beobachtungen machen deutlich, dass diese Prägungen auch das Verhalten im späteren Leben des Kindes stark bestimmen. Piontellis Untersuchungen sind ein Meilenstein in der Geschichte der pränatalen Psychologie.

Grundlegend für unsere heutigen Vorstellungen in der pränatalen Psychologie sind auch die Forschungen des Amerikaners David Chamberlain. Er versetzte sechsjährige Kinder und ihre Mütter in Hypnose und befragte sie während der Hypnose nach ihrem Erleben bei der Geburt. Auf diese Weise konnte er die Geburtsgeschichten miteinander vergleichen. Erstaunlich ist, wie sehr die Erzählungen der Kinder mit denen der Mütter übereinstimmten. Die Kinder schilderten die Geburt von »innen«, sie beschrieben die intensiven Ängste, die sie während der Wehen erlebten, aber auch ihr Mitgefühl und ihre Sorge um die Mutter während der Geburt.

Babys sind ungehalten und empört über jede unsanfte Behandlung, und sie sind untröstlich, wenn sie nach der Geburt von der Mutter getrennt werden. Sie ertragen die Einsamkeit bei einer solchen Trennung nicht, Panik und Kälte beherrschen dann ihren Körper. Umgekehrt sind sie dankbar und glücklich, wenn sie liebevoll und sanft in dieser Welt empfangen werden und die Liebe der Eltern spüren. Fassungslos sind die Babys, wenn wir nicht mit ihnen, sondern nur über sie sprechen. Und sie verzweifeln manchmal darüber, dass sie ihre Wünsche und Bedürfnisse nur über ihre Augen und ihre Bewegungen, ihr Wimmern oder im äußersten Fall mit Schreien zum Ausdruck bringen können. Kinder verstehen bereits bei der Geburt, was gesprochen wird – sie können noch Jahre später wiederholen, welche Worte die Mutter ihnen nach der Geburt zugeflüstert hat.

Zum Sprachverständnis des Babys

Da das Thema Sprachverständnis so wichtig ist, will ich in diesem Zusammenhang an eine Geschichte erinnern, die Caroline Eliacheff, eine Pariser Psychoanalytikerin, berichtet hat. Zu ihr wird eines Tages ein zwei Monate alter Junge gebracht, der unter Hautausschlag und starken, ja lebensbedrohenden Atembeschwerden leidet. Eliacheff erzählt ihm ganz einfach seine Lebensgeschichte. Sie erklärt dem kleinen Jungen, er habe eine gute und verantwortungsbewusste Mutter, die ihn zur Adoption freigegeben habe, weil sie wusste, dass sie selbst ihn nicht so aufziehen konnte, wie sie es sich für ihn gewünscht hätte. Eliacheff sagt dem Jungen, er sei deswegen jetzt in dieser Klinik, und man werde für ihn eine Adoptionsfamilie suchen, bei der er sich wohlfühlen könne. Und schließlich kommt Eliacheff direkt auf seine Atmung zu sprechen. Sie sagt ihm, er wolle möglicherweise deswegen nicht mehr atmen, weil er hoffe, die Mutter wiederzufinden, die er in der Zeit vor der Trennung gehabt habe, damals, als er noch in ihrem Bauch war. Eliacheff sagt ihm weiterhin, er sei nicht von seiner Mutter getrennt worden, weil er zu atmen begonnen habe, und er werde sie auch nicht wiederfinden, indem er aufhöre zu atmen. Er trage seine Mutter im Herzen. Und während Eliacheff all das ausspricht, beginnt das Baby normal zu atmen. Es hat sich entschieden weiterzuleben. Und Eliacheff fragt: »Ist es denn wirklich so erstaunlich, dass Kinder, die

die Sprache noch nicht beherrschen, sie dennoch verstehen?« Heute wissen wir aus den unterschiedlichsten Forschungen: Babys sind »hungrig« danach, dass wir mit ihnen sprechen – schon während der Zeit der Schwangerschaft.

Ich möchte auch von einer Kollegin erzählen, die als Ärztin immer wieder Hausgeburten begleitet. Aus Gesprächen mit mir weiß sie, dass Babys unsere Sprache verstehen. So überwindet sie ihre innere Scheu und spricht beim nächsten Mal das neugeborene Baby, das unter Atemnot leidet, direkt an, etwa mit den Worten: » Ich höre, dass du nicht richtig atmen kannst, weil du noch Fruchtwasser in den Lungen hast. Ich führe jetzt einen feinen Schlauch über die Nase in deine Lungen ein. Du brauchst keine Angst zu haben, ich sauge nur das Fruchtwasser ab, damit du dann frei atmen kannst.« Sie macht eine längere Pause und führt dann genau das aus, was sie dem Baby zuvor erklärt hat. Während des gesamten Vorgangs schaut das Baby sie aufmerksam an. Und dann lächelt es. Die Kollegin betont, es sei ihr erster Patient gewesen, der dabei gelächelt habe. Bei allen früheren Eingriffen dieser Art seien die Babys in Weinen, ja in untröstliches Schluchzen und Schreien ausgebrochen.

Ich selber habe die Beobachtung, dass Babys unsere Sprache verstehen, schon früh auf eine eher unliebsame Art gemacht. 1995 sprach ich in Wien während eines internationalen Kongresses für Stillberaterinnen vor etwa fünfhundert Frauen; viele von ihnen trugen ein Baby in einem Tragetuch am Körper. Ich war eingeladen worden, um über die Geschichte der frühen Mutter-Kind-Beziehung in unserer Kultur zu sprechen, über mein Pestbuch *Selbstzerstörung aus Verlassenheit*. In »lockerer« Art sprach ich über die Befürchtungen der Menschen im späten Mittelalter und der frühen Neuzeit, dass ein Baby, das bei der Mutter im Bett schlafe, von ihr erdrückt werden könne; und ich brachte die tiefenpsychologische Sicht zum Ausdruck, dass dieses »nächtliche Erdrücken« als unbewusster »Mordimpuls« der Mutter gedeutet werden könne. Sofort begannen fünf oder sechs Babys heftig zu weinen. Ich war zu Tode erschrocken. Verstanden diese Babys denn, was ich erzählte? Kurz danach zeigte ich Dias der hocherotischen Maria-Jesus-Bilder, die mir bei meinen Nachforschungen zur Mutter-Kind-Beziehung in den vergangenen Jahrhunderten aufgefallen waren, und ich wies darauf hin, dass man aus diesen Darstellungen durchaus die Neigung zum sexuellen Missbrauch des Babys durch die Mutter herauslesen könne. Noch einmal dasselbe Phänomen: Einige Babys im Saal begannen heftig zu weinen. Damals habe ich mir die Frage gestellt: Verstehen Babys, was wir Erwachsene sprechen?

Eine andere Erfahrung, die in dieselbe Richtung weist, habe ich in einem Vorort von Basel gemacht: Ich hielt einen Vortrag über das Erleben eines Babys im Mutterleib. In der nachfolgenden Diskussion widerspricht ein Zuhörer, er ist der Auffassung, Babys könnten Sprache noch nicht verstehen, woraufhin ich ein weiteres Mal von meinen vielen Erfahrungen berichte, die darauf hindeuten, dass sie alles verstehen, und zwar von allem Anfang an. Daraufhin meldet sich eine schwangere Frau zu Wort: Ihr Baby habe bei den Worten meines Vorredners protestiert, sie habe das an den Bewegungen des Babys in ihrem Bauch deutlich wahrgenommen; während ich antwortete, habe es sich dann wieder friedlich hingelegt.

Ich möchte dieses Kapitel beschließen, indem ich auf eine besondere Situation im Verlauf der Schwangerschaft hinweise. Schwangere Frauen, die wissen wollen, ob sich ihr Kind gesund entwickelt, unterziehen sich häufig einer *Amniozentese*, einer Fruchtwasseruntersuchung. Das Fruchtwasser wird durch die Bauchdecke entnommen und dann auf verschiedene Abnormitäten hin untersucht, zum Beispiel auf Trisomie. Chamberlain berichtet von einem Baby, das sich bei einem solchen Test zunächst weit an die gegenüberliegende Gebärmutterwand zurückzog, um danach mehrmals mit der Faust gegen die eingedrungene Nadel zu schlagen. Er vermutet, dass das von ihm beobachtete Baby nicht in erster Linie über die Nadel erschrocken war, sondern intuitiv verstand, dass sein Leben in Frage gestellt wurde. Und unter Gynäkologen ist heute bekannt, dass während dieser Untersuchung die Babys im Mutterleib wie in einem Angst- oder Schockzustand erstarren. Chamberlain konnte zum Beispiel nachweisen, dass sich bei den untersuchten Babys der Herzschlag zunächst extrem erhöht, um danach in der Frequenz stark abzufallen, und die Atembewegungen sind häufig für Tage vermindert – Babys »atmen« im Mutterleib, indem sie das Fruchtwasser in ihre Lungen einziehen, um es dann wieder auszustoßen, so üben sie die spätere Atmung ein.

3 Zur Bedeutung von Stress, Trauma und Schock

In diesem Buch werden drei Begriffe immer wieder gebraucht: Stress, Trauma und Schock. Sie sind von zentraler Bedeutung im Erleben eines Menschen im vorsprachlichen Raum. Was bedeuten diese Begriffe, woher stammen sie?

In der Mitte des letzten Jahrhunderts ging der österreichisch-kanadische Arzt Hans Selye einer ganz »bescheidenen« Fragestellung nach: Er wollte wissen, ob es etwas gibt, was *allen* Krankheiten gemeinsam ist. Alle Kranken liegen lustlos, appetitlos, schwach und antriebslos in ihren Betten. Was ist der Hintergrund für dieses Phänomen?

Selye ging von der folgenden Beobachtung aus: Tiere und Menschen reagieren auf eine Bedrohung ganz unmittelbar mit einem angeborenen Alarmsystem, die Nebenniere schüttet Adrenalin aus, dadurch werden Herz und Kreislauf aktiviert, die Atmung verstärkt sich – der Organismus ist auf Angriff oder Flucht eingestellt. Diese Reaktionen werden innerhalb des Bruchteils einer Sekunde ausgelöst. Auf die Alarmphase folgt eine längere Widerstands- oder Anpassungsphase. Dauert diese Widerstandsphase zu lange, dann wird das Abwehrsystem des Tieres bzw. des Menschen geschwächt und bricht schließlich ganz zusammen. Wir sprechen in diesem Zusammenhang von der Erschöpfungsphase.

Bei den Tieren wird das Alarmsystem – auch Stresssystem genannt – dann aktiviert, wenn sie sich einer unmittelbaren, häufig tödlichen Bedrohung gegenübersehen. Bei den Menschen sind es eher räumliche Enge, ein zeitliches »Sich-bedrängt-Fühlen«, ein Gefühl des Gehetztseins, eine Überreizung mit Sinneseindrücken und vor allem das Gefühl, auf schädigende Einflüsse, sei es am Arbeitsplatz oder in der Schule, nicht reagieren zu können, sowie Angstgefühle, Isolation und Vereinsamung, die Stress auslösen. Selye spricht in diesem Zusammenhang von psychosozialem Stress. Extreme Stresssituationen aber setzen das

Immunsystem so stark unter Druck, dass die betroffenen Menschen krank werden können; sie geraten in einen Erschöpfungszustand. Schlimmstenfalls kann dieser Zustand auch zum Tode führen.

Extreme Stresssituationen sind aber auch der Ausgangspunkt für ein Trauma. Dass auch im *Tierreich* eine Traumatisierung möglich ist, dafür gibt William Emerson ein eindrucksvolles Beispiel: Ein trächtiges Hundeweibchen wird von einem Sattelschlepper angefahren. Beide, das Hundeweibchen und das Hundebaby in ihrem Bauch, überleben, und das Hundebaby kommt nach der Geburt auf einen Bauernhof. Dort fällt es durch sein schreckhaftes Verhalten auf, vor allem reagiert es heftig auf das Kreischen von Gänsen, wenn diese im Frühling im Vogelzug nach Norden oder im Herbst wieder in den Süden fliegen. Es versteckt sich dann tagelang zitternd in einer Scheune. Dazu muss man wissen, dass der Lastwagenfahrer durch Hupen versucht hatte, den Unfall zu vermeiden; und dieses Hupen klang so ähnlich wie das Geschrei von Gänsen. Ganz offensichtlich wird das alte Schwangerschaftstrauma, verbunden mit einem großen Schmerz und Todesangst, bei diesem Hundekind durch das Geschrei vorbeiziehender Gänse wieder wachgerufen.[2]

Das Wesen des *menschlichen Traumas* wurde vor allem in den USA untersucht, ausgehend von der Situation amerikanischer Kriegsveteranen des Vietnam- und des Irakkrieges. Bessel van der Kolk, Leiter des Trauma Center in Brookline, Massachusetts, hat mit einem ganzen Team von Mitarbeitern ein Buch über die Folgen schwerer Traumatisierung geschrieben; sie bezeichnen den Zustand der Betroffenen als »Posttraumatische Belastungsstörung« (PTBS) und beschreiben ihn folgendermaßen:

Menschen, die ein schweres Trauma erlebt haben, können unter Umständen äußerlich angepasst sein und »normal« leben – so lange, bis irgendein unvermutetes äußeres Ereignis die alten Narben, die vergessenen und verdrängten Erinnerungen, wieder zum Vorschein bringt. Wird das Trauma reaktiviert, dann leiden sie häufig unter einer permanenten Panikbereitschaft, sie werden von intensiven Traumaerinnerungen geradezu überflutet, den so genannten »Flashbacks«. Sie fühlen sich permanent bedroht, ihr Adrenalinspiegel ist ständig erhöht, ihr Alarmsystem ununterbrochen in Höchstbereitschaft, ein Symptom, das in der Forschung als Hypervigilanz, Hyperaufmerksamkeit, bezeichnet wird.

Diese Menschen sind von ihrem momentanen Erleben überwältigt. »Es geschieht zu viel, zu heftig, zu schnell« (Levine). Ihre Schutzmechanismen sind

2 William Emerson (2017): *Geburtstrauna. Die Auswirkungen der modernen Geburtshilfe auf die Psyche des Menschen.* Moshammer, St. Nikolai im Sausal.

außer Funktion gesetzt, Angriff oder Flucht nicht mehr möglich. Insofern ist ein Trauma ein Nahtod-Erleben – vorherrschend ist die Angst, vernichtet zu werden. Diese Angst kann – und das ist für die Thematik dieses Buches von besonderer Bedeutung – auch dann ausgelöst werden, wenn Menschen schon früh das Gefühl haben, von der Umgebung abgelehnt zu werden, von ihren Eltern nicht gewollt zu sein.

Wir haben gesehen, dass auch Tiere an einem Trauma leiden können. Allerdings treten Traumatisierungen im Tierreich wesentlich seltener auf als beim Menschen. Der Traumaforscher Peter Levine interessierte sich vor allem für diese Frage: Warum kommt es bei Tieren nur in seltenen Fällen zu einer Traumatisierung, obwohl sie doch fast täglich vom Tod bedroht sind, während es bei den Menschen im Allgemeinen keine oder nur wenige tödlichen Bedrohungen im Alltag gibt – und doch sind die meisten von uns, so Stan Grof, vielfach traumatisiert.

Grundlage der Forschungsarbeit von Peter Levine ist die Tierbeobachtung: Ein Fluchttier, zum Beispiel eine Gazelle oder eine Antilope, grast ruhig und friedlich. Plötzlich hört sie ein Geräusch; sie unterbricht das Grasen sofort, spitzt die Ohren und schaut in alle Richtungen. Nimmt sie keine Bedrohung wahr, kehrt sie bald zu ihrer ursprünglichen Tätigkeit des Fressens zurück. Sieht sie jedoch einen Geparden, einen Löwen oder ein anderes Raubtier, dann stellt sich ihr Organismus innerhalb des Bruchteils einer Sekunde auf Fluchtbereitschaft ein. Wird sie tatsächlich von dem Geparden verfolgt und nach einer gewissen Zeit eingeholt, gibt es für sie im Moment der unmittelbaren Todesbedrohung noch eine letzte Möglichkeit, sich der Gefahr zu entziehen: Sie stellt sich tot, das heißt, sie fällt in den Totstellreflex. Dieses Verhalten gibt ihr eine letzte Chance: Hat der Gepard die Gazelle zu schnell erwischt, so weiß er aus Erfahrung, dass dies ein altes oder krankes Tier sein muss. Wenn er nicht völlig ausgehungert ist, springt er über sie hinweg und sucht sich ein jüngeres Tier. Macht sich der Gepard jedoch über sie her, muss sie seinen Todesbiss nicht erleben, da sie im Totstellreflex ist, in völliger Immobilität, was ein Einfrieren aller ihrer Sinneswahrnehmungen bedeutet.

Überlebt ein Tier die tödliche Bedrohung, dann erwacht es nach einiger Zeit aus dem Totstellreflex, es macht die Augen auf, beginnt sofort heftig zu atmen und am ganzen Körper zu zittern. Diese Reaktion dauert eine begrenzte Zeit, dann ist das Tier vom Trauma befreit, es hat die Traumaenergie aus seinem Körper »herausgeschüttelt« oder »herausgezittert«, wie Levine feststellt.

Tiere haben also eine Schutzstrategie entwickelt, die es ihnen ermöglicht, sich von der Traumaenergie zu befreien. Den Menschen steht diese Möglichkeit nur in sehr beschränktem Umfang zur Verfügung, und meist gelingt es ihnen nur mit

Hilfe von außen, sich von einem Trauma zu befreien. Warum ist das so? Warum können wir Menschen uns so schwer aus unserer Erstarrung und das heißt aus unseren Blockaden lösen? Warum genügt unter Umständen ein geringer Auslöser, um uns in Panik zu versetzen und unsere alten Reaktionsmuster auf das ursprüngliche Trauma wiederzubeleben?

Um diese Frage zu beantworten, müssen wir das Wissen und die Erkenntnisse der pränatalen Psychologie und Psychotherapie heranziehen – *die Erfahrung, dass ein Baby bereits im Mutterleib vielfältigen Traumen ausgesetzt ist.* Weil durch die Schwangerschaft – und das heißt durch die Existenz eines Kindes – bei den Müttern und Eltern die alten, über Generationen weitergegebenen Verletzungen wieder geweckt werden, neigen sie dazu, sich von ihrem Baby emotional zurückzuziehen. Je höher eine Kultur entwickelt ist, desto stärker werden eine Mutter und ihr Baby voneinander getrennt und das bedeutet, dass es schon im Bauch seiner Mutter immer mehr vereinsamt. Das ist die Erfahrung, die wir Pränataltherapeuten gemacht haben.[3]

Das Baby im Bauch seiner Mutter kann auf diese frühen Verletzungen, auf die Einsamkeits- und Verlassenheitsgefühle nur beschränkt reagieren, es ist nahezu »zur Unbeweglichkeit verurteilt«. Es kann weder angreifen noch fliehen, denn Flucht würde seinen sicheren Tod bedeuten. Es kann sich höchstens verspannen, also seine Muskeln verhärten, oder dissoziieren, das heißt, seine Seele verlässt den Körper. Die Verletzung oder das Trauma bleibt im Körper gespeichert und kann beim Kind und später beim erwachsenen Menschen oft schon aus nichtigem Anlass wieder geweckt werden. Der Mensch bleibt in seinem frühen Trauma gefangen.

Wird ein Kind oder ein Erwachsener an seine frühe Hilf- und Machtlosigkeit erinnert, dann sind seine Lebensenergien im Körper blockiert, was sich in Form von Verspannungen der Muskeln oder auch als Schmerz in den inneren Organen äußern kann. Dauert dieser Zustand zu lange an, wird, wie erwähnt, das Immunsystem geschwächt.

Solche Menschen suchen Schutz vor Überstimulierung und Erregung. Sie sind unfähig, heftige Gefühle wie Trauer, Ärger oder Wut wirklich zu spüren und zu steuern. Oder aber sie neigen zu explosiven Verhaltensweisen – sie sitzen auf ihrer Trauer, ihrer Wut oder ihrer Angst wie auf einem Vulkan. Sie sind unfähig,

3 Die Sumerer, die erste Hochkultur der Menschheit, haben uns in ihren »Klagen über die zerstörten Städte« eindrückliche Dokumente hinterlassen, die auf solche Vereinsamungsprozesse eines Babys im Mutterleib hinweisen. Siehe mein Mythenbuch (2001), S. 137–157, speziell S. 153–157.

intensive Beziehungen und Bindungen einzugehen; gelingt es ihnen doch einmal, eine Beziehung aufzubauen, dann sind sie unfähig, sie aufrechtzuerhalten. Je stärker die traumatischen Erlebnisse eines Menschen in seiner frühesten Lebenszeit gewesen sind, umso weniger kann er sich später für das Leben öffnen und Freude empfinden.

Was aber ist das Wesen des *Schocks*? Frank Lake und William Emerson definieren den Schock als *die extremste Form des Traumas*, als das Erleben unmittelbarer Todesnähe. Äußerlich ist das Trauma an der Anspannung der Muskulatur und damit einhergehenden Muskelverhärtungen und chronischen Schmerzen erkennbar, was als Hypertonus bezeichnet wird. Beim Schock ist genau das Gegenteil der Fall – die Muskulatur wird kraftlos und schlaff, sie wird hypotonisch.

Bei einem Baby kommt es zu einem Schockzustand, *wenn die frühesten Grenzen massiv verletzt worden sind.* Natürlich können auch bestimmte Erfahrungen und Erlebnisse nach der Geburt und der frühen Babyzeit zu Trauma und Schock führen, vor allem sexueller Missbrauch und körperliche Misshandlung. Später können schon kleine Grenzverletzungen im aktiven Erleben des Kindes oder des Erwachsenen solche alten, im Körper gespeicherten Schockzustände wieder hervorrufen; die Betroffenen fallen in ihre frühere Schockstarre, den Totstellreflex zurück. Das Abwehrsystem bricht zusammen. Menschen in einem Schockzustand fühlen sich total überwältigt, sie haben nicht die geringste Kraft, dem Ansturm ihrer Gefühle zu widerstehen. Im Alltag zeigt sich das häufig an einer auffallenden Kraftlosigkeit und nicht mehr zu kontrollierender Müdigkeit. Der hauptsächliche Schutzmechanismus ist die Dissoziation, deren körperliche Seite Schwindelgefühle und Ohnmachtsanfälle sind. Menschen in einem Schockzustand sind abgeschnitten von ihren Ressourcen, die Beziehung zum eigenen Körper, das Selbstwertgefühl und schließlich die Fähigkeit zum spirituellen Erleben gehen verloren.

Therapie von Trauma und Schock

Die Wurzeln heftiger Gefühlsreaktionen wie Trauma und Schock reichen immer in den präverbalen Raum zurück. Mit Worten allein erreichen wir diese tieferen Ebenen nur schwer oder gar nicht, denn unsere frühesten Erinnerungen sind nicht nur im Zentralnervensystem gespeichert, das zu diesem Zeitpunkt erst rudimentär ausgebildet ist, sondern primär in unserem Körper. Unser *explizites* Gedächtnis mit zusammenhängenden Erinnerungen reicht allenfalls bis zum zweiten oder dritten Lebensjahr zurück, es beginnt erst mit dem Einsetzen der

Sprache. Aus diesem Grund arbeite ich mit traumatisierten Menschen ganz überwiegend auf der *Körperebene*.

Bevor ich mit Menschen auf dieser frühen Körperebene zu arbeiten beginne, erkundige ich mich, was sie im Alltag gerne machen oder erleben, wo für sie die Quellen von Freude und Zuversicht liegen, was ihnen Kraft verleiht. Das heißt, ich frage sie nach ihren *Ressourcen*. Das sind die Quellen, aus denen wir Kraft schöpfen, die uns in kritischen Situationen beruhigen können und die uns helfen, in der *Gegenwart* zu sein. Denn Menschen, die unter der Einwirkung eines Traumas leiden oder in einem Schockzustand sind, leben immer in der Vergangenheit oder in der Zukunft, niemals in der Gegenwart.

Unsere Ressourcen helfen uns, die eigenen Grenzen zu halten und sie zu schützen, und sie helfen uns, unsere Bedürfnisse zu spüren und Entscheidungen zu fällen. Sie geben uns Orientierung, und sie sind der Ursprung von Liebe und Vertrauen. Schließlich finden wir mit Hilfe unserer Ressourcen einen Weg, der uns zum Sinn in unserem Leben führen kann.

Eine wichtige Aufgabe für mich als Therapeut ist es, diese Ressourcen durch gezieltes Nachfragen gut im Körper eines Menschen zu verankern. Indem ich frage: »Wie fühlt sich diese Kraft und Lebensfreude, die du jetzt spürst, in deinem Körper an?«, oder: »Was empfindest du genau?«, kann er oder sie sich dieses Erleben wirklich zu eigen machen. Erst wenn ich die Ressourcen eines Menschen kenne, kann ich ihn auch in seine Tiefe begleiten – an den Ort, an den seine Probleme, Konflikte, seine schwierigen Gefühle oder Krisen uns führen.

Die wichtigste Ebene, auf der ich »reise«, ist also der Körper, denn hier sind die allerersten Erinnerungen gespeichert. Dabei suche ich möglichst sanft vorzugehen: Immer wieder die Ressourcen gut spüren und verankern, um erst dann eine »Exkursion« ins Trauma zu wagen, quasi von einem sicheren Posten aus; danach kehren wir erneut zu den Ressourcen zurück. Peter Levine nennt diesen Vorgang »Pendeln«. Dieses Vorgehen dient dem obersten Gebot in der Traumatherapie: *die Menschen, mit denen wir arbeiten, nicht erneut zu traumatisieren.*

Wenn wir auf der Körperebene arbeiten, spüren die meisten Menschen schneller und genauer, wo sie sich befinden[4]: Sind sie eher bei den Ressourcen, bei ihrer

---

4 Schwieriger in der Behandlung ist es, wenn Menschen gar nichts spüren, weder dann, wenn sie bei ihren Ressourcen sind, noch im Trauma. In diesem Fall ist ihr Körper »inneres Ausland«. Meist versuche ich es dann auf einem Umweg, ich erzähle zunächst einmal von mir selber, was ich in diesem Augenblick in meinem Körper spüre oder wahrnehme. Ich versuche so vorzugehen, dass sie nicht in die Defensive gedrängt werden, sondern beruhigt und entspannt sein können, denn nur so kann ich hoffen, dass sie sich öffnen können.

Lebensfreude? Oder treibt die Erinnerung an ihr Trauma sie in ihre alten Reaktionsmuster? Ich stelle deshalb immer wieder neu die Frage: Was spürst du in deinem Körper, wenn du in deine Ressourcen gehst? Was, wenn du ins Trauma gehst? Meist wird der Körper warm und weich, wenn die Menschen sich an ihre Ressourcen erinnern, sie erleben eine innere Öffnung oder eine Leichtigkeit. Wenn sie in ihr Trauma gehen, erleben sie dagegen ein Sich-Verschließen oder Sich-Verhärten. Die Energien können nicht mehr frei fließen, Schmerzen beherrschen das Körpergefühl.

Ich lehre die Menschen, mit denen ich arbeite, also eine neue Sprache – diejenige des Körpers. Wenn sie diese beherrschen, können sie einen inneren Prozess auch anhalten; sie müssen nicht in ihr altes »Loch«, ihre alten Verletzungen fallen. Sie haben eine Wahl. Sie spüren genau, wann es für sie gefährlich wird.

Werden die alten Reaktionsmuster dennoch übermächtig, dann ist es wichtig, *anzuerkennen, was ist*, und nichts verändern zu wollen. Unsere Migräne und unsere Depressionen sind immer stärker als wir! Solange wir dagegen ankämpfen, haben wir keine Chance. Aber wir können uns fragen: Was brauche ich jetzt? Was weiß ich aus früheren Erfahrungen, was tut mir jetzt gut? Wir lernen, uns selber eine »gute Mutter« zu sein und uns nicht länger mit der Peitsche antreiben zu wollen. Es sich selber bequem einrichten in diesem Loch – das ist der schnellste Weg, um wieder herauszukommen. Zunächst wollen wir ja verstehen, was uns ein Symptom sagen will. Und das geht nicht anders. Unser Wille und unsere Ideale drängen uns in eine ganz bestimmte Richtung, unser Körper weist uns einen anderen Weg. Der Körper kann nicht lügen. Das Symptom ist unser Freund und Helfer. Und manchmal dauert es lange, bis wir verstehen, was es uns sagen will.

Als Therapeuten im Umgang mit Trauma und Schock können wir nur versuchen, den Menschen dabei zu helfen, zu akzeptieren, was ist. Nichts verändern wollen! Die alten Reaktionsmuster, das Traumamuster oder das »Schocksystem«, waren seinerzeit die einzige Form des Überlebens – wie sollten sich die Betroffenen ohne Weiteres davon trennen?

Die Aufgabe von uns Therapeuten ist unsere innere Präsenz: einfach da zu sein. Vertrauen haben in den Prozess, der jetzt geschieht. Dabei ist es wichtig, den Prozess möglichst zu verlangsamen, denn wirkliche Veränderungen brauchen Zeit. Immer, wenn wir unter der Einwirkung eines Traumas stehen oder in einem Schockzustand sind, liegt die stärkste Energie im abgespaltenen Teil unseres Erlebens, in dem Teil, der aus unserem Bewusstsein ausgeschlossen wurde. Diesen Teil wieder in unser bewusstes Erleben zu integrieren ist die große Herausforderung. Dabei kommt alles darauf an, die Kräfte der betroffenen Menschen zu stabilisieren und zu stärken, das ist die einzige Möglichkeit, die eingeschlossenen Energien zu befreien.

Aus Erfahrung weiß ich: Je heftiger die ursprüngliche Verletzung, je stärker das Traumaerleben oder die Angst, vernichtet zu werden, desto mehr müssen Menschen die *Kontrolle* behalten. Nur wenn sie sicher sein können, dass sie die Kontrolle behalten, wird die Selbstregulation der Gefühle wiederhergestellt, nur dann können sie sich wieder auf die Beziehungen zu anderen Menschen einlassen. Nur so kommen sie ins Zentrum ihrer Kraft. Wir als Therapeuten versuchen einen Raum der Geborgenheit zu schaffen – sie als die Verletzten spüren dann jederzeit, wie weit sie mit ihrer Selbsterkundung gehen wollen und können.

Der Körper weiß den nächsten Schritt zur Heilung. Ich frage deshalb: Was möchte er ausprobieren, welche Unterstützung braucht er jetzt von mir? Welche Art der Körperberührung? Nicht ich als Therapeut kenne diesen Schritt, sondern der Körper des Menschen, der Hilfe bei mir sucht. Ich kann höchstens Fantasien haben und Vorschläge machen, die Kompetenz liegt immer bei ihm.

Allen Menschen in schwierigen Lebenssituationen, in Krisen, mache ich Mut – denn vielleicht ist das der Wendepunkt in ihrem Leben. Wenn sie später einmal zurückblicken, erkennen sie möglicherweise, dass sie gerade durch dieses Tor, durch diese Krise, durch diese Dunkelheit oder diese Hölle gehen mussten, um den größten Schatz, den wirklichen Reichtum ihres Lebens, ihr eigentliches menschliches Potenzial zu befreien. Je stärker das Leiden, desto kostbarer das Gut, das es zu entdecken gilt. Diese Erfahrung habe ich immer wieder gemacht, bei mir selbst und bei vielen Menschen, die ich begleitet habe. Wenn sie den Mut haben, durch dieses Leiden hindurchzugehen, werden sie eine große Erfüllung und einen tiefen Frieden erleben. In jedem Trauma ist eine wunderbare Kraft oder Energie verborgen, die zu befreien und zu transformieren unsere Lebensaufgabe, ja der Sinn unseres Lebens ist.

4 Die Geburt – ein Trauma?

Meistens betrachten wir die Geburt eines Kindes aus der Perspektive der werdenden Mutter – ihr Erleben und ihre Schmerzen stehen im Mittelpunkt. Sehen wir uns das Ganze aber aus dem Blickwinkel des Babys an, dann kommen wir nicht an der Tatsache vorbei, dass es nicht weniger Angst und Schmerzen empfindet als die Mutter. Und vielleicht erlebt es während der Geburt die heftigsten Gefühle seines Lebens überhaupt.

Die nun folgende Geschichte der 55-jährigen Eliane, die ich an den Anfang dieses Kapitels stellen will, zeigt eindrucksvoll die Angst eines Babys während der Geburt. Zugleich ist diese Geschichte ein Beispiel für die heftige Ambivalenz der Gefühle bei einem kleinen Menschenwesen ganz am Anfang seines Lebensweges: Sie zeigt, wie besorgt schon das Neugeborene um seine Mutter sein kann und wie es sich zugleich aufgrund ihrer übergroßen Bedürftigkeit von ihr zu distanzieren versucht.

Eliane

Eliane besuchte eines meiner dreitägigen Seminare zum Thema »Reise in die eigene Schwangerschaft und Geburt«, die ich regelmäßig anbiete und an denen jeweils sieben Menschen teilnehmen. Ich leite diese Seminare zusammen mit einer Mitarbeiterin. Für die Teilnehmer ist die Gruppe selbst ein bedeutungsvoller, ein heilender Raum – eine »Gebärmutter«, die bereit ist für die Existenz eines neuen Babys, das heißt für die Person, die jetzt in dieser Gruppe arbeiten möchte. Ich werde im Kapitel 5 von diesem Setting genauer berichten (Seite 74).

Eliane ist eine schlanke, große, sehr dynamisch wirkende Person mit einer starken körperlichen Präsenz. Sie kommt aus beruflichem Interesse zu unserem Seminar; als Babytherapeutin kennt sie nicht nur die Arbeit mit Babys und ihren Familien, sie hat auch einen entsprechenden Background an Selbsterfahrung. Manchmal aber kann sie ihre Kraft nicht richtig entfalten und spürt, dass noch etwas aus ihrer Frühgeschichte erlöst werden will. Sie möchte irgendwie einen Impuls bekommen. Eliane erzählt, sie fühle sich sehr wohl in ihrem Leben, vor allem auch in der Beziehung zu ihrem jetzigen Mann, den sie seit acht Jahren kennt. Von ihrem ersten Mann hat sie sich getrennt, weil er über viele Jahre in verschiedenen Außenbeziehungen lebte. Aus der Ehe mit ihm hat sie drei inzwischen erwachsene Kinder.

Eliane ist die Älteste von vier Schwestern. Sie berichtet, ihre Mutter habe sich Kinder gewünscht, um eine Aufgabe im Leben zu haben, und sie habe die kleine Eliane schon bald nach der Geburt immer dann an sich gedrückt, wenn sie traurig war. Gestillt wurde Eliane nur kurze Zeit, weil sie sich nach Aussage der Mutter »von der Brust weggestemmt« habe.

Bei Beginn der Arbeit spürt sie ihre große Kraft im Solarplexus – sie hat das Gefühl, ein kleiner Funke in ihr verbinde sie mit der ganzen Welt und mit allen Menschen. Diese Kraft spürt sie auch, wenn sie mit ihrem Mann zusammen ist oder bei ihrer Arbeit mit den Babys. Hier sind also ihre Ressourcen.

Eliane möchte an ihren Verlustängsten arbeiten, das ist ihr Thema. Verlustängste spürt sie nicht nur gegenüber ihrem Mann, sondern auch gegenüber ihren erwachsenen Kindern. Sie sagt: »Je mehr ich mich auf eine Beziehung einlasse, je stärker die Bindung ist, desto heftiger werden meine Ängste.« Diese Ängste begleiten sie, seit sie denken kann, und sie erzählt, als Kind habe sie immer nach einer Nachbarin geschaut und dabei den Gedanken gehabt: Wenn meine Mutter nicht mehr da ist, gehe ich zu ihr. Sie habe es ohne ihre Mutter fast nicht ausgehalten, und wenn sie einmal von ihrer Mutter getrennt war, habe sie furchtbar Heimweh gehabt.

Einmal musste sie für drei Wochen in ein Kinderheim, weil ihre Eltern allein in die Ferien verreisten, da sei sie so traurig gewesen, dass sie die ganze Zeit nichts gegessen habe. Die Mutter sei viel krank gewesen und habe häufig unter Kopfschmerzen gelitten, und so sei sie als Kind oft alleine gewesen.

Eliane sagt, seit sie denken könne, habe sie sich immer viele Sorgen um ihre Mutter gemacht, sie sei in Gedanken ständig bei der Mutter gewesen und habe gehofft, es gehe ihr gut. Sie fügt hinzu: »Ich musste für sie sorgen.«

Als Kind durfte Eliane nie laut oder unruhig sein, ihre Eltern hatten Angst vor den Nachbarn, die dann mit dem Besen an die Decke klopften. Wenn sie geweint habe, habe man sie ermahnt, wenigstens leise zu weinen. Der Vater war oft abwesend, meistens war er beim Sport.

Mein Kommentar zu dieser Schilderung: »Als Kind durftest du deine Kraft nicht leben und musstest immer Rücksicht nehmen auf deine Eltern.« Elianes Antwort: »Ich möchte mich aus diesem Eingebundensein rauswinden. Mir ist das alles viel zu eng!« Und nach einer Weile: »Ich will da raus, und ich kann nicht.« Ich wiederhole diesen Satz und sage: »Du möchtest aus diesem Gefängnis ausbrechen und weißt noch nicht wie.« Es wird klar, Eliane möchte ihre Kraft spüren, sie möchte auf ihren Füßen stehen, sie möchte sich verwurzeln. Sie hat den tiefen Wunsch, sich mit der Erde zu verbinden, deshalb ist sie hierhergekommen. Und sie beginnt zu tanzen – einen schamanischen Tanz, wie sie hinzufügt. Dabei schüttelt sie sich mit dem ganzen Körper, sie stößt wilde Töne aus und atmet heftig: »Das tut gut, das gibt mir Kraft, das ist mein Wesen. In mir ist eine uralte, archaische, weibliche Kraft.« Sie möchte das Feuer in ihrem Becken spüren. Es ist ein Tanz ums Feuer, und Hexen kommen ihr in den Sinn. Dann spürt sie, wie ihre Füße im Boden sind. Geerdet.

An dieser Stelle frage ich Eliane, ob sie ausprobieren wolle, durch einen Geburtskanal zu kriechen, den wir, die ganze Gruppe, für sie bilden können. Ich sage, wir würden ihr nur wenig Raum geben, damit sie sich wirklich durchkämpfen müsse, wenn sie sich aus diesem »Gefängnis« befreien wolle.

Eliane stimmt sofort zu, sie sagt, nach diesem Tanz sei sie voller Kraft in den Beinen. Nun bitte ich alle Teilnehmer der Gruppe, sich nebeneinander auf den Boden zu legen; dabei stützen wir uns auf Knie und Ellenbogen. Meine Mitarbeiterin Barbara Schlochow bleibt außerhalb des Geburtskanals, sie begleitet Eliane von außen. Ich achte darauf, dass Eliane sich zu Anfang mit den Füßen an der Wand abstützen kann, später, im Geburtskanal, stützt jemand aus der Gruppe ihre Füße, damit sie die Kraft, die sie in den Beinen hat, voll entfalten kann – wie ein Baby während der Geburt.

Eliane beginnt sofort, heftig zu atmen und zu stöhnen. Barbara beruhigt sie: »Langsam, ganz langsam, gut atmen. Du hast genügend Luft.« Doch Eliane beginnt zu weinen, sie verspürt Angst und hat das Gefühl, nicht mehr richtig atmen zu können. Barbara reicht ihr immer wieder die Hand in den »Geburtskanal«, beruhigt und besänftigt sie mit Worten und spricht ihr Mut zu; sie sagt immer wieder, sie dürfe sich Zeit lassen und zwischendurch auch ausruhen, und vor allem habe sie genügend Luft zum Atmen. Barbara anerkennt Elianes große Kraft und die Anstrengung, die sie gerade auf sich nimmt. Eliane dagegen erlebt wellenartig wiederkehrende Panikgefühle, immer dann, wenn sie glaubt, die nächste Wehe zu spüren; dann will sie nur noch raus, sie sagt, sie halte es jetzt nicht mehr länger aus. Barbara gibt ihr Beistand und meint: »Dein Körper weiß, wie er hier durchkommt.« Unter extremer Kraftanstrengung und heftigem Weinen schafft Eliane es schließlich, sich zu befreien, und Barbara empfängt sie als »Mutter« liebevoll in ihrem Schoß, während ich als »Vater« »meine Frau« stütze. Noch eine Weile atmet Eliane heftig, dann wird sie allmählich weicher und ruhiger, ihr Körper entspannt sich.

Ich sage zu Barbara, der »Mutter«: »So ein schönes Baby, und es ist mit so viel Kraft auf diese Welt gekommen. Was für ein Mädchen! Die wird später einmal gewaltig herumtoben.« In Barbaras Schoß liegend spürt Eliane, dass sie Mühe hat zu atmen. Es wird ihr zu eng, sie bekommt keine Luft. »Ich brauche Platz!«, sagt sie energisch. »Ich brauche meinen Vater. Ganz fest. Der war nie da. Ich brauche meinen Raum, meine Mutter will zu viel von mir, die frisst mich auf!« Ich sage besänftigend: »Ich sorge für deine Mama. Spürst du, wie ich sie unterstütze?« Und dabei setze ich mich so hinter Barbara, dass sie sich voll an meinen Körper anlehnen kann, ohne dass sie sich anstrengen muss mit ihrem Baby im Schoß. Eliane: »Dann kann ich also meinen Weg jetzt gehen? Ich muss nicht auf Mama Rücksicht nehmen?« Und sie nimmt Abstand von Barbaras Körper.

Ein weiteres Mal sprechen wir unsere Anerkennung aus für die Kraft, mit der Eliane sich aus dem Geburtskanal befreit hat. Barbara fügt hinzu: »Der ganze Geburtskanal hat gestöhnt«, was Heiterkeit in der Gruppe auslöst, denn alle Teilnehmer haben sich bei der Bildung des Geburtskanals und während des Geburtsvorgangs sehr angestrengt. Ich betone nochmals: »Ich bin da für die Mama, sie frisst dich nicht auf.« Daraufhin sagt Eliane sehr erleichtert: »Dann darf ich mich jetzt wieder anlehnen.« Ich füge hinzu: »Du darfst auch in meine Arme kommen.« Eliane probiert es aus und genießt es sichtlich: »Jetzt kann ich atmen!«, ruft sie aus. »Es fühlt sich an wie ein Feuerball in meinem Becken und im Bauch. Ich fühle mich ganz lebendig.« Sie stößt einige unartikulierte Laute aus, dann atmet sie tief und entspannt. Zum Schluss sagt sie: »Ich glaube, jetzt fängt das Leben an.« Und ich füge hinzu: »Jetzt kannst du die Welt erobern, jetzt kannst du dein Feuer leben.«

Als ich Eliane frage, was sie jetzt in ihrem Körper spüre, beschreibt sie ihr Körpergefühl so: »Es kribbelt und vibriert überall, vor allem in den Händen. Es ist, als hätte ich Champagner in jeder Zelle.« Ich frage sie, ob sich ihr Mann, der auch an dem Seminar teilnimmt, neben sie legen solle; sie stimmt sofort zu. Sie genießt die Nähe ihres Mannes sehr, was sie freilich nicht daran hindert, zu Barbara zu sagen: »Ich brauche deine Hand.« Dann fasst sie Barbara bei der Hand und lässt sie fast bis zum Schluss der Sitzung nicht mehr los. Sie sagt: »Ich spüre eine solche Kraft, ich könnte zerplatzen vor Kraft. Das fließt und strömt nur so durch meinen Körper, als ob überall Quellen aufgegangen wären. Es sprudelt und fließt und strömt. Jetzt bin ich an den Lebensstrom angeschlossen.« Zu Barbara gewandt sage ich: »Bei so einer lebenslustigen Tochter könnte man schon Lust bekommen, noch ein paar weitere Kinder zu haben. Aber unter einer Bedingung – dass diese hier nicht die Älteste und die Vernünftige sein muss. Sie soll so leben dürfen, wie es ihrem Temperament entspricht!« Eliane kann das kaum fassen: »Ich darf lachen und tanzen! Das ist wunderbar ... jetzt kribbelt es auch in meinen Beinen, und nun geht das auch ins Herz ... Es ist, als ob ich in einem großen Herzen baden würde, es ist ein Liebesbad.«

Nach dieser anrührenden Szene frage ich Eliane, ob sie noch irgendetwas ausprobieren möchte. Da spürt sie, dass sie sich noch nicht von ihren Eltern verabschiedet hat. Sie sagt, sie sei über ihre Hand ja immer noch mit ihrer »Mutter« verbunden, das mache sie traurig. Barbara bestätigt das, sie sagt: »Du hältst mich fest.« Eliane wird traurig, sie spürt diese Verbindung zu ihrer Mutter wie eine ganz alte Nabelschnur, die sie nicht loslassen kann. Ich beruhige sie: »Du brauchst dich nicht um Mama zu sorgen, das mache ich.« Daraufhin sagt Barbara: »Meine Liebe zu dir hört nicht auf, auch wenn du gehst. Und ich bin gut versorgt.« Eliane ist immer noch traurig: »Ich will sie aber nicht gehen lassen.« Auf meine Frage: »Brauchst du etwas, um Mama gehen zu lassen?«, antwortet Eliane: »Dass du für sie sorgst, sie ist sonst so alleine.« Ich ändere meine Körperposition ein weiteres Mal und wende mich ganz und ausschließlich Barbara, »meiner Frau«, zu, um sie zu stützen und für sie da zu sein. Eliane fühlt nun, dass es ihrer Mama gut geht, und so kann sie die »Mutter« loslassen; sie spürt jetzt wieder ihre Kraft. »Jetzt ist es gut ...«, sagt sie mit einem überglücklichen und strahlenden Gesicht. »Ich darf mein Leben leben.« Und sie bedankt sich bei uns allen.

Die emotionale Bedeutung der Geburt

Für das kleine menschliche Wesen, das seinen Weg ins Leben sucht, ist die Geburt eine tiefe, einschneidende, eine existenzielle Erfahrung – wahrscheinlich die größte Umwälzung in seinem Leben. Für viele Babys ist ihre Geburt eine *Nahtod-Erfahrung*, ein *Trauma*. Die meisten von uns erfahren nie mehr im Leben so viel Angst wie bei der Geburt, wenn unser Körper von Stresshormonen geradezu überflutet wird.

Ob diese Panik in unseren Körper eingeprägt bleibt und fortan unser Leben bestimmt, oder ob wir uns schon bald nach der Geburt von diesem Angsterleben erholen können, das heißt, ob unser Geburtstrauma ausheilen kann oder nicht, hängt von verschiedenen Umständen ab:

- Für ein Baby ist es unendlich hilfreich, wenn seine Mutter während der Geburt mit ihm *in Kontakt sein*, wenn sie *präsent bleiben kann* und wenn sie selber Vertrauen hat in die Kraft ihres Körpers und in ihre weibliche Potenz. Eine wichtige Voraussetzung dafür ist die innere Verbundenheit der Mutter mit einer »mütterlichen« Hebamme bzw. ihr Vertrauen zu einem »väterlichen« Geburtshelfer. Auch, sofern sie es wünscht, die emotionale Präsenz ihres Mannes, des Vaters ihres Kindes, die es ihr ermöglicht, sich durch ihn getragen und geschützt zu fühlen, ist in diesem Zusammenhang sehr wichtig. Eventuell wird die Mutter auch von ihrer besten Freundin begleitet. All das trägt dazu bei, dass die Geburt in einer *geborgenen Atmosphäre* stattfinden kann, ohne Störung von außen, ohne Druck und Eile – Mutter und Baby haben alle Zeit der Welt, sie dürfen ihr eigenes Tempo bestimmen.
- An zweiter Stelle nenne ich den sogenannten *Bonding-Prozess*. Eine enge und von intensiven Gefühlen geprägte Beziehung zwischen Mutter und Baby entsteht, wenn beide nach der Geburt ungestört zusammen sein dürfen und beide von Glückshormonen, den Endorphinen, und dem Liebeshormon Oxytocin überschwemmt werden.
- Schließlich kann das Geburtstrauma umso schneller ausheilen, je einfühlsamer die Eltern in der ersten Lebenszeit mit ihrem Baby umgehen; wenn sie fein auf seine Signale achten und sein Weinen als Ausdruck seiner Not verstehen, helfen sie ihm am besten, die Traumaerfahrung der Geburt zu verarbeiten. Wunderbar drückt das Aletha Solter aus, wenn sie schreibt: »Jede auf dem Körper der Eltern geweinte Träne bedeutet Heilung.« Was gut ist für das Baby, lässt sich am besten so zusammenfassen: *So wenig Trennung wie möglich, so viel Liebe, Bindung und Körperkontakt wie möglich!* Das Baby darf unter Umständen sogar nachts im Bett der Eltern schlafen![5]

Unter idealen Bedingungen, so meine ich, kann ein Baby mit nur einem Minimum an Angst oder vielleicht ganz ohne Angst das Licht dieser Welt erblicken. Ich möchte hier nur auf die Möglichkeit der *Geburt im Wasser* hinweisen, als eine mögliche Form des schmerzarmen Gebärens. Elena Tonetti hat ein wunderbares Filmdokument über die sanfte Geburt im Wasser geschaffen. Mich hat an diesem Film besonders eines beeindruckt: die klaren, offenen und liebevollen Augen der

---

5 Siehe dazu das Buch von Sibylle Lüpold (2009).

Babys, die nach der Geburt sofort Kontakt mit der Mutter suchen. Ich möchte besonders auch auf die Filmsequenz über Amber, die erwachsene Tochter von Elena Tonetti, hinweisen, die während der Geburt ihres Kindes mehrere Orgasmen erlebte. Babys, wie Elena Tonetti sie in ihrem Film zeigt, kommen mit einem Glücksgefühl auf die Welt.[6]

Die psychischen Nachwirkungen der Geburt

Die Geburt ist eine zentrale Erfahrung im Leben aller Menschen. Sie bedeutet die größte Umwälzung und Veränderung, die man sich nur denken kann, und dies in der Zeit unserer stärksten emotionalen Prägbarkeit. Die Erfahrungen, die wir unmittelbar vor, während und gleich nach der Geburt machen, werden bei allen großen Übergängen im Leben wieder geweckt, zum Beispiel beim Eintritt in den Kindergarten oder in die Schule, beim Start ins Berufsleben oder bei der Heirat. Und natürlich beim Sterben, dem letzten Übergang, dem Übergang in den Tod. Aber nicht nur bei diesen großen Übergängen wird unser Geburtserleben reaktiviert, sondern auch bei den kleineren Übergängen wie zum Beispiel in Prüfungssituationen, bei Lampenfieber vor einem öffentlichen Auftritt, wenn wir aufgrund irgendwelcher Umstände unter Druck geraten oder unter Druck etwas fertigstellen müssen. Nicht umsonst ist Stress heute zu einem Modewort geworden – immer dann, wenn Menschen unter Stress geraten, erzählt ihr Körper von ihrem Geburtserleben.

Wenn wir uns in einer Übergangssituation befinden, dann heißt das: Wir gehen durch ein schmales Tor, ein Nadelöhr – um dann, wenn es uns gelungen ist, diese Enge zu durchschreiten, eine neue Fähigkeit, ein gestärktes Selbstvertrauen oder eine höhere Form von Bewusstsein zu erreichen. Unser Geburtserleben übt in vieler Hinsicht einen prägenden Einfluss auf unser Leben aus: Es wirkt sich auf unsere Ausdauer und unser Durchhaltevermögen aus – Eigenschaften, die wir brauchen, wenn wir in unserem Leben ein Ziel erreichen wollen; es prägt unsere Kraft, dieses Ziel nicht aus den Augen zu verlieren, und unseren Willen,

---

6 Siehe Elena Tonetti (2006): *Birth as we know it. The International Edition* 2008, zu beziehen über www.birthintobeing.com. Ich vermute, dass die Frauen, welche Tonetti in ihrem Film zeigt, in ähnlicher Weise auf ihr Geburtserleben vorbereitet worden sind wie beispielsweise Menschen, die über glühende Kohlen laufen können – und diese Menschen spüren, bedingt durch das vorausgegangene mentale Training, tatsächlich keinen Schmerz und erleiden auch keine Verbrennungen.

nicht aufzugeben; es prägt unsere Fähigkeit, mit äußerem und innerem Druck, mit Schmerzen und schwierigen oder quälenden Situationen umzugehen. Die Art unseres Geburtserlebens entscheidet darüber, ob wir von solchen Situationen überschwemmt werden oder ob es uns gelingt, eine Bewältigungsstrategie zu entwickeln, und sie bestimmt auch, ob wir im späteren Leben immer wieder Wege und Möglichkeiten finden, Schwierigkeiten und Konflikte zu meistern, ohne unseren Mut und unseren Optimismus zu verlieren.

Der französische Gynäkologe Frédérick Leboyer hat es einmal so formuliert: »Jeder neugeborene Mensch ist ein Held.« Dass wir die mit unserer Geburt verbundenen archaischen Ängste und Schmerzen überstanden haben und bewältigen konnten, ist ein wesentlicher Grund für unser Selbstvertrauen.

Die Geburt ist also niemals nur ein Trauma oder eine Nahtod-Erfahrung, sondern *zugleich* unsere stärkste Quelle von Kraft und Zuversicht, Durchhaltevermögen und Hoffnung, von Freude und Glück. Unser Geburtserleben eröffnet schließlich auch einen Weg, uns ganz tief im Inneren berühren zu lassen – die Geburt ist das Tor zum spirituellen Erleben. Auch Menschen, die unter den Nachwirkungen einer schweren Geburt leiden, gehen gestärkt aus diesem Erleben hervor – denn sie haben diesen ersten und schwierigsten Übergang in ihrem Leben ja bewältigt. Diese Erfahrung sollte niemandem vorenthalten werden!

Viele Menschen haben während ihrer Geburt die Erfahrung von Kraftlosigkeit und Einsamkeit, von Ohnmacht und existenzieller Hilflosigkeit gemacht, und zwar vor allem aufgrund künstlicher Eingriffe von außen. Diese Erfahrung kann dann im Erwachsenenleben ganz leicht wieder geweckt werden und zeigt sich in Gefühlen wie »ich stecke fest«, »es gibt keinen Ausweg mehr, kein Licht am Ende des Tunnels«, »das alles dauert ja endlos lang« oder »ich habe keine Chance, mich aus dieser Notlage zu befreien«. Nimmt der reale Druck im Alltag tatsächlich zu und dauert er über eine längere Zeit an, dann neigen diese Menschen dazu, die Orientierung zu verlieren, sie geraten in einen Zustand totaler Erschöpfung, sie sind von Resignation oder einer tiefen Hoffnungslosigkeit und Verzweiflung erfüllt; all diese Gefühlszustände führen schließlich zu einer umfassenden Vernichtungs- und Todesangst.

Ohne Erlösung dieser archaischen Schmerzzustände setzt sich dieses Erleben von Ohnmacht manchmal in der Weise fort, dass die Betroffenen irgendwann selbst zu Tätern werden und sich mit ähnlich traumatisierten Menschen zusammenschließen, um mit ihnen gemeinsam eine als gewalttätig und vernichtend erlebte Außenwelt zu bekämpfen – ein hilfloser Versuch, die ursprüngliche Verletzung ausheilen zu lassen. Hier liegen nach Stanislav Grof die verborgenen Wurzeln von Folter und Krieg.

Die Biologie der Geburt

Warum ist die Geburt eines Menschen häufig ein so schwieriger Vorgang und mit den unterschiedlichsten Komplikationen verbunden? Für die Beantwortung dieser Frage müssen wir ein wenig ausholen: Bei Säugetieren trägt das Muttertier ein oder mehrere Junge im Bauch, und zwar so lange, bis sie so weit entwickelt sind, dass sie auch außerhalb des mütterlichen Körpers gut überleben können. Erst dann werden die Jungen geboren und danach eine Zeit lang durch die mütterlichen Milchquellen ernährt. Die Geburt verläuft relativ einfach: Die Mutter zieht sich an einen ungestörten Ort zurück, wo sie ihre Jungen allein zur Welt bringt; nach der Geburt leckt sie ihre Jungen ab, wärmt und beschützt sie, bis sie sich auf die Beine erheben können, um der Mutter überallhin nachzufolgen oder, wie bei den Affen, sich im Fell der Mutter festzuklammern.

Warum ist die Geburt eines Menschen so schwierig? Warum ist das menschliche Baby so vielen Gefahren ausgesetzt? Es gibt dafür drei Gründe.

1. Der aufrechte Gang: Beim Menschen hat sich vor ca. fünf bis sechs Millionen Jahren der aufrechte Gang herausgebildet. In dieser Zeit verließen die Menschen den Urwald, um ins offene Grasland, in die Savanne, als ihren neuen Lebensraum vorzudringen, was notwendigerweise mit dem Verlust des Felles einherging. Mit dem aufrechten Gang ist eine anatomische Verengung des Beckens verbunden, wodurch der Austritt des Kindes aus dem Geburtskanal erschwert wird.
2. Die weitere Entwicklung des Menschen zeichnet sich durch ein ausgeprägtes Gehirnwachstum aus, verbunden mit einem entsprechend großen Kopf. Ein großer Kopf und ein enges Becken führen bei der Geburt zwangsläufig zu Komplikationen. Die Natur hat dieses Problem auf folgende Weise gelöst: a) Das Gehirnwachstum findet beim Menschen vor allem *nach* der Geburt statt. So erklären sich seine Unreife und Hilflosigkeit zum Zeitpunkt der Geburt bzw. die Tatsache, dass ein Menschenbaby im Vergleich mit Menschenaffen wesentlich länger von der Mutter abhängig bleibt und von ihr gepflegt werden muss. b) Die Knochenplatten des Schädels sind bei der Geburt noch nicht verwachsen, und in zwei größeren Schädelbereichen sind die Knochenplatten überhaupt noch nicht ausgebildet: nämlich im Bereich der vorderen und hinteren Fontanellen. Während der Geburt schieben sich die Knochenplatten so übereinander, dass dem Kopf des Babys der Durchtritt durch den Geburtskanal erleichtert wird.
3. Der wesentliche Grund, warum die Geburt eines menschlichen Babys für Mutter und Kind so schmerzhaft ist und mit so hohen Risiken verbunden

> sein kann, liegt nach meiner Auffassung aber in der Traumatisierung unserer Gesellschaft. Wie bereits erwähnt, werden in Hochkulturen Mutter und Baby nach der Geburt voneinander getrennt, und je höher entwickelt eine Kultur ist, umso radikaler ist diese Trennung. Dabei werden die alten Verletzungen der vorzeitigen Trennung von Mutter und Kind, unter denen wir alle leiden, schon bei den Schwangeren wieder geweckt und aktiviert. *Die daraus folgende Verspannung und Verhärtung der Muskulatur im Beckenbodenbereich ist die zentrale Ursache für die erschwerte Geburt.*

So werden die alten Verletzungen von einer Generation an die nächste weitergegeben – sofern sie nicht auf irgendeine Weise ausheilen können. Werfen wir an dieser Stelle kurz einen Blick auf die Hochkulturen der Sumerer und Babylonier. Deren Überlieferungen umfassen eine große Zahl von Ritualen, Texten und Gebeten, die allesamt das Ziel haben, die Geburt eines Babys zu erleichtern. Sie dienen zum Beispiel dem Zweck, eine ins Stocken geratene Geburt, wenn das Baby im Geburtskanal feststeckt, wieder in Gang zu bringen; und viele dieser Rituale haben das Ziel, ein weinendes oder schreiendes Baby zu besänftigen und zu beruhigen. *Beides, schwierige Geburt und schreiende Babys, gehört zusammen.* Die alten Mythen des Vorderen Orients, die von extrem harten und blutigen Heldenkämpfen gegen Drachen oder andere Monster berichten, erzählen dabei immer auch vom Erleben eines Babys während der Geburt.

In diesem Zusammenhang möchte ich auf die *Art des Gebärens, wie wir sie in zahlreichen traditionellen Kulturen finden*, hinweisen, die sich von der bei uns vielfach üblichen Geburtspraxis stark unterscheidet. Hier findet die Geburt meist in einem speziellen Haus, einer Geburtshütte, statt, und die Mutter ist umgeben von ihr bekannten Frauen, die alle selbst schon Kinder geboren haben. Es gibt keine professionellen Geburtshelferinnen. Der Gebärenden wird viel Schutz in Form von Körperkontakt angeboten, und sie hat die Freiheit, die Körperstellung einzunehmen, die ihr am besten erscheint, um ihr Kind zur Welt zu bringen. Jede Geburt ist geprägt von einer Atmosphäre großer Geborgenheit. Männer sind übrigens nur in Ausnahmefällen anwesend. Und Mutter und Baby werden nach der Geburt nicht voneinander getrennt![7]

---

7 Jede Kultur hat ihre speziellen Eigenheiten und Riten während einer Geburt. Siehe Wulf Schiefenhövel und Christine Gottschalk-Batschkus (Hg., 1995): *Gebären. Ethno-medizinische Perspektiven und neue Wege. Curare Sonderband 8*, Verlag für Wissenschaft und Bildung, Berlin.

Klinikgeburten früher

Welch ein Kontrast besteht zwischen dieser Form, ein Kind auf die Welt zu bringen, und einer Klinikgeburt in unserer westlichen Welt! Damit ganz deutlich wird, was ich sagen will, bitte ich die Leserinnen und Leser jetzt, sich vorzustellen, wie eine konventionelle Klinikgeburt *vor ein paar Jahrzehnten* hier bei uns abzulaufen pflegte.

Die Geburt fand in einer kalten, sterilen und unpersönlichen Umgebung statt. Die Gebärende kannte vor der Geburt den Arzt oder die Hebamme meist nicht. Die Mutter wurde gezwungen, beim Gebären zu liegen. Die liegende Position wurde durch die technische Überwachung mit Hilfe eines CTG-Gerätes (Kardiotokografie) noch verstärkt; es handelt sich dabei um ein Gerät, das der Mutter auf den Körper gebunden wird und permanent die Herzschlagfrequenz des ungeborenen Kindes und gleichzeitig ihre Wehentätigkeit aufzeichnet. Die Gebärende war zur Reglosigkeit verurteilt.

In der Regel griff man früher fast beliebig durch Wehen verstärkende oder Wehen hemmende Mittel in den Verlauf der Geburt ein – ein Vorgehen, das aus heutiger Sicht fragwürdig erscheint. Auch heute noch bekommt die Mehrheit der Frauen in einer Klinik schmerzlindernde Medikamente, oder die Schmerzen werden durch eine Narkose ganz ausgeschaltet. Dies ist einer der Gründe, warum eine Klinikgeburt für viele Frauen so attraktiv erscheint. In vielen Fällen werden weitere medizinische Interventionen notwendig: Früher wurde vor allem die Zange eingesetzt, die heute weitgehend durch die Saugglocke abgelöst worden ist. Schließlich muss noch erwähnt werden, dass heute in Europa und in den USA etwa jedes dritte Kind durch einen Kaiserschnitt entbunden wird.

All diese medikamentösen, technischen und operativen Eingriffe bedeuten, dass das Tempo der Geburt im letzten Jahrhundert enorm gesteigert wurde. Man lässt Mutter und Baby nicht mehr die für eine ruhige Geburt notwendige Zeit.

Ein Dammschnitt am Ende einer vaginalen Geburt ist praktisch zur Routine geworden. Die Nabelschnur wird nach erfolgter Geburt sofort durchschnitten.

Noch vor wenigen Jahrzehnten hielt der Arzt das neugeborene Kind an den Beinen hoch und schlug ihm aufs Hinterteil, um es zum Schreien, das heißt zum Atmen zu bringen. Mutter und Baby wurden sofort getrennt, die Lungen des Babys wurden abgesaugt, es bekam vorsorglich Augentropfen, wurde genau vermessen und gewogen und anschließend gründlich gewaschen. Begleitet wurden diese Maßnahmen vom heftigen Weinen des Kindes.

Mutter und Kind wurden nicht nur unmittelbar nach der Geburt, sondern auch in den ersten Lebenstagen des Kindes getrennt: Das Baby lag im Säuglingszimmer, es wurde der Mutter in einem vierstündigen Rhythmus für kurze Zeit zum Stillen gebracht.

Bei diesen Klinikgeburten war die Trennung und Entfremdung zwischen einer Mutter und ihrem neugeborenen Baby perfekt. Das gilt genauso für die Entfremdung der Gebärenden von ihrem Körper. Und Mütter, die gerade ein Kind zur Welt bringen, sind so hilflos, ihnen bleibt gar nichts anderes übrig, als sich der Klinikroutine zu unterwerfen. Unter diesen Umständen konnte eine Frau ihr Baby nicht aktiv gebären, sie wurde passiv von ihm »entbunden«. Mutter und Baby erlebten auf diese Weise eine unendliche Ohnmacht. Beide wurden traumatisiert, häufig gerieten sie in einen Schockzustand.[8]

Die Traumatisierung unserer Gesellschaft und ihre Geburtspraxis

Wie konnte es zu einer solch heftigen Entfremdung der Mutter von ihrem neugeborenen Baby kommen? Darauf gibt es verschiedene Antworten:

Die lange Geschichte der in den Hochkulturen vorgenommenen Trennung von Mutter und Baby hat in der gerade beschriebenen Klinikgeburt ihren Höhepunkt gefunden. Hier wurde die Trennung perfektioniert.

Bereits gegen Ende des Mittelalters wurde den Hebammen ihr Handwerk Schritt für Schritt durch die Ärzte entzogen, die weisen Frauen wurden aus dem Geburtsgeschehen verdrängt und zu Helferinnen der Ärzte degradiert. Dadurch ging vieles von deren ursprünglichem Wissen verloren, die Autonomie der Gebärenden wurde untergraben und ihre Passivität gefördert. Sie wurde von nun an von ihrem Kind »entbunden«.

Ein wichtiger Punkt ist die hohe *Kindersterblichkeit*, die im ausgehenden 19. Jahrhundert zunehmend durch medikamentöse und technische Eingriffe rund um die Geburt bekämpft wurde. Die medizinischen Interventionen entsprangen also *auch* dem Bemühen, das Leben von Mutter und Kind zu retten.

Viele Frauen haben große Ängste vor den Schmerzen während der Geburt. Wenn sie sich entschließen, ihr Kind in einer Klinik zu gebären, dann versprechen sie sich davon größtmöglichen Schutz vor Schmerzen und Komplikationen. Außerdem ist die Klinik der Garant, dass ihr Baby lebend auf die Welt kommt.

8 Hier sei das Buch von Murray W. Enkin et al. (1998) erwähnt, das sich mit der Praxis der Geburt kritisch auseinandersetzt: *Effektive Betreuung während Schwangerschaft und Geburt*. Ullstein Medical, Wiesbaden.

Halten wir uns an dieser Stelle noch einmal vor Augen, dass Frauen und Mütter so schmerzintolerant geworden sind, weil wir alle in einer traumatisierten Kultur leben. Wir alle tragen das Trauma der eigenen Geburt in uns, ohne dass wir es wissen oder spüren. Die Gebärenden selbst wie auch diejenigen, die sie begleiten, können die Schmerzen und Erfahrungen der Geburt nicht ertragen, weil das eigene unverarbeitete Angst- und Panikmuster zu heftig aktiviert wird. Auch das Klinikpersonal ist deshalb bereit, alles dafür einzusetzen, dass das eigene wie das fremde Trauma möglichst umgangen wird – ein Teufelskreis.

Aus all diesen Gründen muss ein Baby in unserer Kultur fast zwangsläufig unter den genannten schwierigen Umständen das Licht der Welt erblicken. Wir können niemanden dafür anklagen, weder die moderne Medizin noch die Mütter – es gibt keine Schuldigen. Wir können lediglich versuchen, historisch und psychologisch zu verstehen, wie wir in diese Situation geraten sind. Mein Wunsch für unsere Gesellschaft ist deswegen, dass alle Ärzte und Hebammen im Rahmen ihrer Ausbildung die Möglichkeit bekommen, sich darüber zu informieren und aktiv damit auseinanderzusetzen, welche Wandlungen die Praxis der Geburt im Lauf der Geschichte und in den verschiedenen Kulturen erfahren hat und auch heute erfährt. Und ich wünsche mir, dass unserem Klinikpersonal, Ärzten wie Pflegepersonal, die Möglichkeit geboten wird, ihre eigenen Geburts- und Schwangerschaftstraumen zu erkunden – schließlich können wir davon ausgehen, dass sie ihren Beruf nicht umsonst gewählt haben, dass in ihnen vielmehr ein Wissen und eine Hoffnung vorhanden sind, dieses Trauma überwinden zu können.

Und natürlich wünsche ich den werdenden Müttern, dass ihre Ängste vor der bevorstehenden Geburt von allen, die es angeht, gehört und ernst genommen werden. Wir sollten es den werdenden Müttern erleichtern, die Quelle ihrer Ängste kennenzulernen, um sie so zu entlasten und von ihren frühen Verletzungen zu befreien – dann wird die Geburt für sie und ihr Kind leichter werden.

Veränderungen der Geburtspraxis in unserer Zeit

In den letzten fünfzig Jahren hat sich rund um die Geburt vieles verändert – nicht nur vonseiten der Frauen und Mütter, sondern auch vonseiten der Medizin. An dieser Stelle sind vor allem die beiden französischen Gynäkologen Fédérick Leboyer und Michel Odent zu erwähnen, die durch ihr Konzept der »sanften Geburt« die Kultur des Gebärens in den westlichen Ländern nachhaltig beeinflusst haben. Das Gebären und die Art, wie Geburtshelfer mit Mutter und Baby umgehen, sind menschlicher geworden. Es gibt heute viele progressive Klinikchefs, die sich dafür einsetzen, dass Mutter und Baby nach der Geburt nicht voneinander getrennt werden, und ihr Einfluss nimmt stetig zu.

Ganz besonders möchte ich auf Alfred Rockenschaub hinweisen, von 1965 bis 1985 Leiter der Semmelweis-Klinik in Wien, einer Großklinik, in der rund 2500 Geburten pro Jahr stattfinden. Unter seiner Leitung ist die Kaiserschnittrate in der Semmelweis-Klinik schließlich auf 1 Prozent gesenkt worden. Entsprechend niedrig war der Medikamentenverbrauch. Rockenschaub hat auf zwei Ebenen Bewusstseinsarbeit geleistet. Er versprach den zukünftigen Müttern, ihnen alle Medikamente zur Verfügung zu stellen, die sie wünschten. Er machte sie aber zugleich auf den folgenden Zusammenhang aufmerksam: Er erklärte ihnen, dass eine Geburt eine extrem harte Arbeit ist, vergleichbar dem Leistungssport. Dabei wird das Stresshormon Adrenalin durch den Schweiß ausgeschieden, und an seiner Stelle werden Endorphine aufgebaut. Genau das Gleiche geschieht bei der Geburt: Sowohl bei der Mutter als auch bei ihrem Baby bilden sich im Verlauf der Geburt *körpereigene Glückshormone*. Rockenschaub machte den Frauen klar, dass dies nur bei einer völlig ungestörten Geburt geschieht; nur wenn der Geburtsverlauf nicht durch äußere Eingriffe beeinflusst wird, »verlieben« sich Mutter und Baby unmittelbar nach der Geburt ineinander. Diesen Glücksmoment wollten die von Rockenschaub unterrichteten Mütter natürlich nicht verpassen!

Außerdem setzte sich Rockenschaub dafür ein, die Geburt in die Hände von Frauen, von Hebammen, zu legen. Er strebte deshalb nach einer Verbesserung ihrer Ausbildung, ja, er trat dafür ein, sie derjenigen von Ärzten gleichzusetzen. Und die Hebammen sind in den letzten Jahrzehnten tatsächlich immer selbstbewusster geworden und haben auf ganz verschiedenen Ebenen nach Wegen für eine menschenwürdige Geburtspraxis gesucht.[9]

Wenn wir feststellen, dass sich die Geburtspraxis in den vergangenen Jahrzehnten bei uns schrittweise verändert hat, dürfen wir den Anteil, den die Frauen und Mütter selbst daran haben, nicht vergessen! Nach Jahrtausenden der Tren-

---

9 Eingeleitet wurde diese Bewegung durch Ina May Gaskin (1975): *Spirituelle Hebammen*. In England hat Sheila Kitzinger mit ihrem Buch (1993): *Schwangerschaft und Geburt bewußt und selbstbestimmt erleben*, Kösel, München, den Müttern Mut gemacht, ihren eigenen Weg zu wählen, wie sie gebären wollen. Erwähnt seien zudem die wunderbaren Bücher zweier Hebammen: Birgit Baader (2005): *Geburt, die Wiederentdeckung des weiblichen Weges, ein Plädoyer für Nähe, Wärme und das Gebären in der Natur*. Atmosphären Verlag München. Ferner die Australierin Sarah Buckley (2005): *Gentle Birth, Gentle Mothering. The Wisdom and Science of Gentle Choices in Pregnancy, Birth and Parenting*. One Moon Press, Brisbane, Australien. Sarah Buckely hat selber vier Kinder zu Hause geboren.

nung zwischen Mutter und Kleinkind suchen »alternative« Eltern heute wieder vermehrt nach Nähe zu ihrem Baby, sie tragen es am Körper, und sie achten auf sein Weinen, das sie als Ausdruck seiner Not verstehen. Dies ist ein unendlich hoffnungsvoller Schritt zur Heilung unserer kranken, traumatisierten Gesellschaft! Die Initiative zu dieser neuen Form des Umgangs mit Kleinkindern kommt von den Müttern und Vätern selbst! Diese neuen Eltern sind selbstbewusst und voller Selbstvertrauen in sich und ihren Körper, voller Vertrauen auch in unsere Welt und vor allem in ihre Kinder. Es sind Eltern, die *spüren*, was sie wollen, und die doch gleichzeitig Grenzen setzen können. Sie haben die Geburtskultur in unserer Gesellschaft ebenso nachhaltig beeinflusst wie die von mir genannten Ärzte und Hebammen. Die Frauen wählen ihre Klinik sorgfältig aus, sie fragen konkret, wo ihre Vorstellungen und Wünsche in Bezug auf die Geburt am besten berücksichtigt werden. Mit dieser Einstellung beeinflussen sie wiederum die Medizin und die »Philosophie« der einzelnen Kliniken, die sich den Wünschen der Mütter anzupassen versuchen. Anders ausgedrückt: Die progressive Medizin und ihre veränderte Geburtspraxis und die alternative Elternbewegung bedingen und beeinflussen einander wechselseitig – ein Hoffnungsstrahl am Horizont und ein Licht, das immer stärker wird.

Alternativen zur herkömmlichen Geburtspraxis

Aufgrund der oben beschriebenen neuen Strömungen können Babys heute unter völlig anderen Bedingungen das Licht unserer Welt erblicken als noch vor ein paar Jahrzehnten: Die Mutter nimmt lange vor der Geburt Kontakt mit ihrer zukünftigen Hebamme auf und wird von ihr bereits während der Schwangerschaft begleitet. Wenn der Geburtstermin dann näher rückt, hat sich zwischen den beiden ein Vertrauensverhältnis herausgebildet. Selbstverständlich unterstützt diese Hebamme die Mutter während des gesamten Geburtsverlaufs. Wenn die Mutter den Wunsch hat, dass ihre beste Freundin sie während der Geburt begleitet, ist auch das möglich. Dasselbe gilt für die Anwesenheit des Vaters. Wenn die Gebärende es möchte und der Vater dazu bereit ist, ist er bei der Geburt dabei und unterstützt seine Frau. Wichtig ist, dass die Wünsche der Gebärenden genau gehört und berücksichtigt werden.

Ein weiterer entscheidender Punkt kommt hinzu: Die Gebärende wird durch keinerlei äußere Interventionen zur Eile gedrängt, sie bekommt die Zeit für die Geburt ihres Kindes, die sie braucht. Sie bestimmt das Tempo. Und sie darf selbstverständlich in der Körperstellung gebären, die für sie am angenehmsten ist und die sie als am wenigsten schmerzhaft empfindet. Frauen, die unter solchen Bedingungen ein Kind zur Welt bringen, haben ein gutes Körpergefühl, sie bleiben während der Geburt präsent und in Verbindung mit ihrem Baby. Rund um eine solche Geburt herrscht eine ruhige und geborgene Atmosphäre.

Nach der Geburt bleiben Mutter und Baby ungestört zusammen. Das Kind wird in warme Tücher eingewickelt; die weiße Käseschicht bleibt auf dem Körper des Neugeborenen, es ist eine nährende und schützende Substanz, die nach kurzer Zeit von der Haut des Kindes absorbiert wird. Und die Nabelschnur wird erst durchtrennt, wenn kein Blut von der Plazenta mehr in den Körper des Babys fließt.

All das trägt dazu bei, dass sich der *Bonding-Prozess* nach der Geburt voll entfalten darf: Nach der vorausgegangenen riesigen Anstrengung werden beide, die Mutter und ihr Baby, von den körpereigenen Glückshormonen, den Endorphinen, sowie dem Liebeshormon Oxytocin überflutet. In dieser Zeit unmittelbar nach der Geburt »verlieben« sich die beiden ineinander. Das Baby erblickt zum ersten Mal die Welt, und mit seinen Augen sucht es vor allem diejenigen seiner Mutter. Heute wissen wir, dass es nicht nur seine Mutter, sondern auch seinen Vater und, je nach Familiensituation, ein älteres Geschwister oder eine im gleichen Haushalt wohnende Großmutter oder den Hund der Familie bereits kennt. Jetzt lernt das Baby alle diese ihm bereits seit Beginn seiner Existenz vertrauten Personen aus einer neuen Perspektive kennen. Die innigen Beziehungen zu seinen Eltern und der ihm nun aus einem völlig neuen Blickwinkel erscheinenden Umwelt kann ein Baby jedoch nur dann ungestört aufbauen, wenn es sich in *unmittelbarer Nähe seiner Mutter* befindet, wenn es ihren Körper spürt, wenn es sich liebevoll mit ihr verbunden fühlt.

Ähnlich offen und zugleich verletzlich ist auch die Mutter in diesen ersten Tagen nach der Geburt ihres Kindes: Bisher hat sie es in ihrem Bauch getragen – jetzt, da sie es in den Armen hält, da sie es an ihrem Körper spüren und riechen darf, kann sich die innige Beziehung und Liebe zu ihrem Baby richtig entfalten. Dieses innige Zusammensein von Mutter und Baby ist nicht nur in den ersten Stunden nach der Geburt, sondern auch während der ersten Lebenstage von ganz wesentlicher Bedeutung. In vielen modernen Kliniken liegt das Baby nach der Geburt unmittelbar neben der Mutter; eine Schutzvorrichtung sorgt dafür, dass es nicht aus dem Bett fallen kann. Wenn die Mutter es möchte, kann es auch nachts bei ihr im Bett bleiben; ja, in ganz progressiven Kliniken darf sogar der Vater mit im »Familienbett« schlafen. Mütter, die ihr Kind so auf die Welt bringen können, leiden nach der Geburt nicht an einer Wochenbettdepression, die in traditionellen Kulturen übrigens unbekannt ist.

Noch ausgeprägter kann diese Atmosphäre der Geborgenheit in *Geburtshäusern* sein. Sie entstanden in den Neunzigerjahren des letzten Jahrhunderts nach dem Vorbild des ersten Geburtshauses in Nussdorf bei Wien, das von den beiden Gynäkologen Michael Adam und Volker Korbei aufgebaut wurde. Ich möchte noch auf ein weiteres, ähnliches Modell hinweisen, das der Gynäkologe und Pränatalpsychologe Kurt Bischofberger entwickelt hat. Als Leiter der Geburtsabteilung des Elisabethen-Krankenhauses in Lörrach ließ er auf dem Klinikgelände ein Geburtshaus erbauen, das nur den Gebärenden und den Hebammen vorbehalten ist; Kurt Bischofberger selbst betritt das Haus nicht. Seine Idee ist: Die Geburt gehört in die Hände der Frauen, der Gebärenden und der Hebammen. Trotzdem ist ärztliche Hilfe jederzeit erreichbar. Sobald Komplikationen auftreten, kann die Gebärende in nur wenigen Minuten in den Gebärsaal der Klinik verlegt werden, wo sie eine Peridural-Anästhesie bekommen (um den Beckenbereich schmerzunempfindlich zu machen) oder, wenn nötig, ein Kaiserschnitt durchgeführt werden kann – eine geradezu ideale Betreuung.

Auch bei einer *Hausgeburt* kann die Gebärende in hohem Maß selbst darüber bestimmen, wie sie ihr Kind gebären möchte.[10] Sofern eine Frau vor der Geburt nicht allzu große Angst hat, findet sie in ihrem eigenen Zuhause Ruhe und Geborgenheit leichter als in jeder fremden Umgebung.

Allerdings entscheiden sich im gesamten deutschsprachigen Raum kaum 1 Prozent der Frauen für eine Hausgeburt. In Holland bringen dagegen ca. ein Drittel der Frauen ihre Kinder so auf die Welt. Allerdings sind dort die äußeren Umstände für eine Hausgeburt besonders günstig: Sobald bei einer Frau die Wehen einsetzen, wird im nächsten Krankenhaus die Notfallambulanz bestellt, und diese wartet unten vor dem Haus, bis ihr Baby geboren ist. Treten irgendwelche Komplikationen auf, wird die Mutter sofort mit dieser Ambulanz ins nächste Krankenhaus gebracht. Natürlich gibt dieses Arrangement den Frauen eine große Sicherheit und Vertrauen.

Eingriffe bei der Geburt und ihre Folgen

Wenn ich mich im folgenden Abschnitt nochmals kritisch mit der Geburtspraxis in unserer westlichen Gesellschaft auseinandersetze, möchte ich einen Punkt

10 Siehe Martina Eyrich und Caroline Oblasser (2009): *Luxus Privatgeburt. Stolze Mütter über die Kunst des Gebärens in den eigenen vier Wänden. Eine fotografische Liebeserklärung an eine Hausgeburt und neue Weiblichkeit.* Edition Riedenburg, Salzburg.

vorab ganz deutlich machen: Wir Pränataltherapeuten sind nicht grundsätzlich gegen den Einsatz von Medikamenten während einer Geburt oder gegen notwendige operative Maßnahmen wie Saugglocke oder Kaiserschnitt. Diese Interventionen können für das Baby wie für die Mutter lebensrettend sein. Wir wehren uns nur gegen den viel zu hohen Verbrauch von Medikamenten, und wir glauben, dass im Rahmen der modernen Geburtshilfe häufig zu rasch mit Medikamenten und chirurgischen Maßnahmen eingegriffen wird. So werden heute in Europa und den USA rund ein Drittel aller Babys per Kaiserschnitt auf die Welt gebracht. In manchen Kliniken der westlichen Welt beträgt die Kaiserschnittrate sogar bis zu 50 Prozent, in den Großstädten Brasiliens sogar bis zu 90 Prozent. In Paris bekommen werdende Mütter so viele Medikamente, dass sie während der Geburt Kreuzworträtsel lösen oder fernsehen. Für das Erleben eines Babys sind das katastrophale Entwicklungen.

Medikamente und ihre Wirkungen[11]

In fast allen Kliniken wird heute in irgendeiner Weise in den Prozess der Geburt eingegriffen. Die für sie so nötige, ungestörte Ruhe und Geborgenheit findet eine Mutter fast nur im Geburtshaus oder bei einer Hausgeburt. Jede ärztliche Intervention zieht aber mit hoher Wahrscheinlichkeit einen weiteren Eingriff nach sich. Wenn Frauen bei der Geburt liegen müssen, hat das häufig die Einnahme eines Schmerzmittels zur Folge, in vielen Fällen einen späteren chirurgischen Eingriff. Die Situation ist vergleichbar mit der Wirkung mancher Schwangerschaftsvoruntersuchungen, zum Beispiel eines Ultraschalls: Er sollte die Mutter eigentlich beruhigen und ihr bestätigen, dass alles in Ordnung ist. Häufig ist aber das Gegenteil der Fall, der Arzt stellt irgendeine Unregelmäßigkeit fest, und schon sind die Ängste der Mutter geweckt.

Im Allgemeinen sind es zwei Gruppen von Medikamenten, die Frauen während der Geburt bekommen können: erstens die Wehen fördernde und zweitens den Schmerz dämpfende Medikamente bis hin zur Anästhesie; in diesem Fall werden die Schmerzen ganz ausgeschaltet. Diese Medikamente dringen direkt über den Blutkreislauf, die Plazenta und die Nabelschnur in den noch ungeborenen Körper des Babys ein. Und dabei ist die Dosis ja für das Körpergewicht der

---

11 Bei den Aussagen über die psychischen Konsequenzen von Medikamenten und chirurgischen Eingriffen wie Zange/Saugglocke oder Kaiserschnitt, stütze ich mich vor allem auf die Erfahrungen meiner Lehrer William Emerson und Ray Castellino.

Mutter errechnet. Das noch ungeborene Baby erhält also, im Verhältnis zu seinem Körpergewicht, die vielleicht zwanzigfache Dosis – es wird von diesem Mittel buchstäblich überflutet, und es verliert in einer extrem schwierigen Phase seiner Geburt durch dieses Medikament seine Kraft, seine Wahrnehmungsfähigkeit und seine Orientierung und damit die Fähigkeit, sich aktiv am Geburtsprozess zu beteiligen.

Und wie ist das bei einer Peridural-Anästhesie (PDA)? Bei der PDA bekommt die Mutter im Beckenbereich zwischen die das Rückenmark umhüllenden Häute ein Mittel eingespritzt, das den Unterleib empfindungslos macht.[12] Eine PDA wird angewandt, um die Muskulatur eines harten Muttermundes weich zu machen, damit sie sich für den Durchtritt des Babys genügend öffnet, was für die Mütter ein Segen ist. Allerdings verliert die Mutter durch eine PDA den Kontakt zu ihrem Baby, und das Baby verliert den Kontakt zu ihr. Man könnte diese Situation mit der eines Bergsteigers vergleichen, der genau in dem Augenblick, in dem er abzustürzen droht, also im Augenblick höchster Not, feststellt, dass er nicht mehr mit dem Bergführer oder seinem Seilkumpanen über das Seil verbunden ist – ein Albtraum.

Die Medikamente, die in den Blutkreislauf des Babys gelangen, lagern sich in seinem Fettgewebe ein und werden nur ganz allmählich abgebaut; erst nach ein paar Tagen hat das Baby sein volles Bewusstsein wiedergewonnen. Aus diesem Grund wird auch der Bonding-Prozess, der unmittelbar nach der Geburt einsetzen sollte, gestört. Und vergessen wir nicht: Nach einem schwierigen Geburtsprozess ist ein Baby geschwächt, es muss unter Umständen in einem Brutkasten auf der Intensivstation einer Kinderklinik versorgt werden und ist allein schon deshalb von der Mutter getrennt.[13]

Durch all diese Eingriffe, wie sie heute in der Klinik möglich sind, ist das Tempo der Geburt enorm beschleunigt worden. Wird in ihrem Verlauf eine bestimmte Phase nicht innerhalb eines vorgegebenen Zeitrahmens erreicht, dann greifen die Ärzte »zur Entlastung der Schwangeren« ein. Mutter und Baby haben so nicht die Zeit, die sie brauchen, um die Geburt in ihrem eigenen Tempo und Rhythmus zu erleben.

---

12 Sie kann sich also auch nicht mehr bewegen. Es gibt heute allerdings schon Mittel, die die Mutter nicht bewegungsunfähig machen.

13 In modernen Kliniken liegen Geburts- und Intensivstation unmittelbar nebeneinander, so dass die Mutter ihr Baby nach der Geburt jederzeit besuchen kann.

Die Folgen einer Kaiserschnittgeburt

Warum sind Kaiserschnittgeburten heute so weit verbreitet?[14] Viele Frauen, die aufgrund ihrer eigenen Traumatisierung schmerzintolerant geworden sind, wollen mit Hilfe eines Kaiserschnitts Schmerzen vermeiden, deswegen ist die Wunsch-Sectio, wie sie in der Fachterminologie heißt, so populär geworden. Hinzu kommen noch zwei andere Gesichtspunkte, ein finanzieller und ein juristischer. Erstens: Für die Kliniken ist eine Kaiserschnittgeburt lukrativer als eine normale Geburt. Zweitens: Treten bei einem Baby als Folge der Geburt irgendwelche Schäden auf, werden – vor allem in den USA – die Ärzte immer häufiger vor Gericht zitiert. Sie können die Klage nur abwehren, wenn sie nachweisen, dass sie sämtliche ihnen zur Verfügung stehenden Möglichkeiten ausgeschöpft haben; und im äußersten Fall wird das Baby eben mit einem Kaiserschnitt zur Welt gebracht. Insofern trägt auch das Medizinrecht zu der hohen Kaiserschnittrate bei.

Immer wieder ist zu hören, ein Kaiserschnitt erspare dem Baby eine traumatische Geburt. Aber das Gegenteil ist der Fall: Es gibt keine schwierigere Form der Geburt als die Sectio. Denn das Baby weiß, was auf es zukommt, und es hat sich auf diese schwierige und beschwerliche »Reise« durch den Geburtskanal mit all den dazugehörenden Gefühlen von Unsicherheit und Angst eingestellt. Und plötzlich wird es aus seiner alten vertrauten Umgebung herausgerissen, und der Prozess, auf den sich sein gesamter Organismus eingestellt hat, wird jäh unterbrochen. Vergessen wir auch nicht, dass ein Baby, das auf natürliche Weise zur Welt gekommen ist, ein unbeschreibliches Glücksgefühl erlebt. Dieses Gefühl, das sich am besten mit den Worten »Ich hab's geschafft!« beschreiben lässt, wird einem Baby, das per Kaiserschnitt zur Welt kommt, geraubt. Das Gleiche gilt für die Mutter. Und schließlich wird auch der unmittelbar nach der Geburt einsetzende Bonding-Prozess gestört.

In diesem Zusammenhang möchte ich allerdings darauf hinweisen, dass einige Kliniken dem Bonding-Prozess nach einer Kaiserschnittgeburt besondere Beachtung schenken. Der im Zusammenhang mit Geburtshäusern bereits erwähnte Kurt Bischofberger, Leiter der Geburtsabteilung des Elisabethen-Krankenhauses in Lörrach, hat das Problem so gelöst: Ist die Mutter aufgrund der Narkose noch nicht ganz präsent, wird der Vater gebeten, seinen Oberkörper frei zu machen, und das Neugeborene wird ihm, umhüllt von warmen Tüchern, auf den Körper gelegt. Die Väter sind dazu sofort bereit. Erst wenn die Mutter wieder ganz bei

14 Interessierte Leser finden auf meiner Website weitere Informationen über die heute gängigen operativen Eingriffe während der Geburt, vor allem mit Zange und Saugglocke, Skript zu Kursblock II, die Geburt.

Bewusstsein ist, wird ihr das Baby vom Vater zum Stillen übergeben – eine sanfte Art der Kaiserschnittgeburt.

Was die Feststellung und Beurteilung der späteren psychischen Nachwirkungen einer Kaiserschnittgeburt betrifft, so sei hier festgehalten, dass die im Folgenden wiedergegebenen Phänomene, die William Emerson und Ray Castellino bei ihren Untersuchungen herausgefunden haben, auftreten *können*, aber nicht auftreten müssen.

- Allgemeine Überempfindlichkeit: Die Babys zeigen unter Umständen übermäßige Schreckreaktionen, zum Beispiel bei plötzlichen Geräuschen oder unerwarteten Veränderungen. Diese Hypersensitivität kann in der einen oder anderen Form ein Leben lang bestehen bleiben.
- Abwehrhaltung bei Berührung: Das Baby sucht die Nähe der Mutter – ist es dann aber im Körperkontakt mit der Mutter, dann wehrt es sich vielleicht mit Händen und Füßen dagegen. Eine ähnliche Ambivalenz ist gelegentlich auch im späteren Leben festzustellen.
- Häufig wird das Erleben des Babys während einer Kaiserschnittgeburt beim Stillen aktiviert, das Stillverhalten kann deshalb gestört sein.
- Die Atmung ist krankheitsanfällig, sie ist jedenfalls schwächer ausgebildet als bei vaginal geborenen Babys.
- Es können Schwierigkeiten beim Bonding-Prozess auftreten, weil Mutter und Baby in der ersten Zeit nach der Geburt häufig voneinander getrennt sind oder die Mutter nicht wirklich präsent sein kann.
- Im Kindesalter können verstärkt Trennungsängste auftreten.
- Häufig ist im Kindesalter der Wunsch nach Kampf und Erfahrung der eigenen Grenzen zu beobachten; dahinter verbirgt sich der Wunsch, die nicht erlebte Erfahrung einer vaginalen Geburt nachzuholen.
- Manche Menschen, die per Kaiserschnitt auf die Welt gekommen sind, zeigen als Erwachsene einen Mangel an Selbstvertrauen und Selbstwertgefühl, das sich in der Empfindung ausdrücken kann: »Ich kann das nicht allein«, »Ich stecke fest« usw. Sie haben das Gefühl, andere Menschen zu brauchen, um beschützt oder gerettet zu werden (Erlösungsfantasien). Auf der anderen Seite kann es sein, dass sie jede Hilfe von außen ablehnen, weil sie sie als Manipulation, als Schwächung oder als Demütigung empfinden.
- Wie bei einer Zangengeburt haben auch Menschen, die per Kaiserschnitt auf die Welt gekommen sind, leicht das Gefühl, dass ihre Grenzen nicht beachtet oder verletzt werden. Unter Umständen kann dieses Gefühl so stark sein, dass sie in einen Schockzustand geraten. Auf der anderen Seite sind sie selbst manchmal wenig empfindsam für die Grenzen anderer.

- Per Kaiserschnitt Geborene neigen häufig zur Spaltung von Gefühl und Verstand: das Intellektuelle, die Logik wird überbetont, Gefühle werden vernachlässigt.
- Es kann auch sein, dass sie unter der ständigen Angst vor katastrophalen Veränderungen leben, oder aber sie ziehen derartige Veränderungen geradezu an.
- Es können Schuldgefühle auftreten, die damit zusammenhängen, dass sie leben, der Mutter aber durch die schwere Geburt die Kraft weggenommen haben.
- Bei Männern können in intimen Beziehungen Ängste auftreten, von der Frau »überfahren« oder gar verschlungen zu werden, während zugleich oft eine große Sehnsucht nach Nähe und Wärme besteht. Eine vergleichbare Ambivalenz in nahen Beziehungen ist auch bei Frauen zu beobachten.
- Das Beenden einer Aufgabe bereitet diesen Menschen oft große Mühe.
- Sie können häufig mit Druck nicht besonders gut umgehen, während sie sich zugleich nach Druck sehnen.
- Positionen, in denen sie Autorität beweisen müssen, füllen sie gut aus. Auf der anderen Seite kann es sein, dass sie jede Autorität wütend ablehnen.
- Sie können schlecht mit Störungen umgehen und haben leicht das Gefühl, bei dem, was sie tun, unterbrochen zu werden.
- Ein zentrales Thema ist auch in diesem Zusammenhang die Kontrolle: Je größer die Verletzung in der frühen Zeit gewesen ist, umso ausgeprägter ist der Wunsch nach Kontrolle. Diese Gesetzmäßigkeit gilt für alle Menschen, die eine Traumatisierung erfahren haben.

Die Frage, was ein Kaiserschnitt für die Mutter bedeutet und wie traumatisierend sich dieser Eingriff unter bestimmten Umständen auswirken kann, ist bis vor einigen Jahren nur selten gestellt worden. Erst in letzter Zeit wird dieses Tabu verstärkt durchbrochen.[15]

---

15 Als Erste hat Jane Englisch 1985 auf die Problematik von Kaiserschnittgeburten hingewiesen: *Different Doorway. Adventures of a Cesarean Born.* Earth Heart, Mount Shastle, CA. Auch das Buch von Theresia Maria de Jong (2005) sei hier erwähnt: *Kaiserschnitt. Wie Narben an Bauch und Seele heilen können*. Kösel, München. Des Weiteren Michel Odent (2005): *Es ist nicht egal, wie wir geboren werden. Risiko Kaiserschnitt*. Walter, Düsseldorf. Was die emotionale Verarbeitung von schwierigen Geburten betrifft, so möchte ich auf die Bücher von Brigitte Meissner hinweisen: *Ein schwerer Anfang leicht gemacht* (2001); *Kaiserschnitt und Kaiserschnittmütter* (2003); *Geburtsgeschichten* (2003); und schließlich: *Emotionale Narben aus Schwangerschaft und Geburt auflösen* (2010). Alle Bücher sind im Brigitte Meissner Verlag erschienen.

Laura

Das Kapitel über die Geburt möchte ich mit der Geschichte der 71-jährigen Laura abschließen. Auch sie hat wie Eliane an meinem Seminar »Reise in die eigene Schwangerschaft und Geburt« teilgenommen. Laura ist Kunsttherapeutin, und sie befindet sich in einer Umbruchsituation: Sie trägt sich mit dem Gedanken, ihre Praxis zu reduzieren und ihre Praxisräumlichkeiten über kurz oder lang aufzugeben. Laura sieht gut aus und wirkt viel jünger, als sie wirklich ist, trotz ihrer schlohweißen Haare. Sie hat bereits viel Selbsterfahrung hinter sich, möchte aber jetzt nochmals ihre extrem schwierige Geburt anschauen. Sie wurde neun Tage nach Kriegsanfang in Deutschland geboren. Die Ärzte hatten ihrer Mutter zu früh ein zu starkes Wehen förderndes Mittel verabreicht, so dass die Geburt zu plötzlich und zu heftig einsetzte und die Mutter einen äußerst schmerzhaften Dammriss erlitt. Sie fiel offenbar in einen schweren Schockzustand und konnte oder wollte acht Tage lang mit ihrem neugeborenen Baby, mit Laura, keinen Kontakt aufnehmen. Laura wurde in einem Säuglingszimmer versorgt.

Auf meine Frage nach den Ressourcen erzählt Laura, wie gerne sie im Meer schwimme, am liebsten in Griechenland. Das Schwimmen habe für sie eine aktive und eine passive Seite: Sie schwimme ganz weit hinaus und fühle sich zugleich wunderbar getragen von dem salzigen Meerwasser. Wenn sie sich das vorstellt, spürt sie, wie die Energie in ihrem Körper strömt, und sie hat das Empfinden einer heiteren Weite, in ihr wird es ganz hell.

Jetzt schließt Laura erst einmal die Augen. Sie möchte sich die Situation rund um ihre Geburt möglichst plastisch vorstellen. Als Erstes taucht die Angst der Mutter vor dem Krieg auf, dann visualisiert sie ihre extrem schwierige Geburt und die Trennung von der Mutter. Laura fragt sich, ob diese frühe Trennung die Ursache dafür sein könnte, dass sie ein Leben lang keine Partnerschaft eingehen konnte. Sie erzählt, ihre Mutter habe sie erst am neunten Tag nach der Geburt im Säuglingszimmer besucht und dann festgestellt, dass ihr Baby, Laura, in seiner Einsamkeit und Verlassenheit offenbar derart in seinem Bettchen herumgetobt hatte, dass es Schrammen und Wunden an den Fußknöcheln hatte. Anscheinend realisierte die Mutter erst zu diesem Zeitpunkt, dass sie ein Baby zur Welt gebracht hatte, dass Laura ihr Kind war und dass dieses Kind sehr litt.

An der Atmosphäre, die mir aus dieser Erzählung entgegenkommt, merke ich: Da geht es um heftige, verborgene Gefühle. Ich frage Laura deshalb, ob sie bereit sei, sich nochmals in diese Zeit zu Beginn des Krieges zurückzuversetzen, aber dieses Mal in Begleitung einer Mutterperson, damit sie mit ihren heftigen

Gefühlen von Angst, Trauer und Wut nicht ganz allein sei. Sie darf diese Person unter den Teilnehmern der Gruppe auswählen.

Laura möchte sich auf einen Futon im Zentrum der Gruppe legen. Sie wählt Theres, eine ältere mütterliche Frau, als Mutterperson aus und fragt sie, ob sie sich möglichst nahe an ihren Rücken legen könne, so wie sie dies früher als kleines Kind im Bett der Mutter erlebt hat. Theres kann das gut geschehen lassen, und als Laura die Nähe und Geborgenheit der »Mutter« spürt, steigt in ihr Kälte auf, sie möchte eine Decke über ihre Füße und Beine.

In dieser Situation beginnt eine andere Gruppenteilnehmerin, Silvia, heftig zu weinen; sie scheint einem Zusammenbruch nahe zu sein. Offenbar hat Lauras Geschichte etwas in Silvias eigenem Schicksal aktiviert; aber ich weiß aus langjähriger Erfahrung, dass da noch etwas anderes hinzukommt: Eine Person, die so heftig auf eine andere Gruppenteilnehmerin reagiert, hat etwas von der Last dieser Teilnehmerin auf sich genommen. Silvias heftige Trauer, die jetzt spürbar wird, spiegelt eine verborgene, eine abgespaltene Trauer von Laura.

Wir unterbrechen die Arbeit mit Laura für eine Weile, und ich frage Silvia, ob sie gern die Unterstützung meiner Mitarbeiterin Corinne Greder hätte, sozusagen als Anker für ihre starken Gefühle. Sie nimmt das Angebot gerne an. Wir sagen Silvia ausdrücklich, sie könne mit Corinne jederzeit darüber verhandeln, was genau sie brauche und welche Form von Unterstützung Corinne ihr geben solle; außerdem dürfe sie den Raum jederzeit verlassen, wenn sie spüre, dass ihre Gefühle zu stark würden und sie zu überschwemmen drohten. Corinne unterstützt Silvia von nun an, und über die Intensität von Silvias Gefühlen erfahren wir etwas über die Heftigkeit der Emotionen, die Laura einst als neugeborenes Baby durchleben musste. Die Gefühle und Reaktionen Silvias sind für mich der Schlüssel, um Lauras Schicksal zu verstehen.

In dieser Phase der Arbeit gilt meine Aufmerksamkeit vor allem Silvia und ihren heftigen Gefühlen. Jetzt, da wir anfangen, Lauras Situation als Baby zu verstehen, kann ich mich ihr wieder zuwenden. Weil wir alle spüren, wie heftig ihre Trauer ist, sage ich jetzt mit Nachdruck: »Damals war Krieg – jetzt ist kein Krieg.« Laura widerspricht mir sofort. Sie sagt: »Es ist Krieg, und ich spüre auch die Spannung meiner Mutter schon während der Schwangerschaft.« Ich erwidere: »Es ist Krieg, aber jetzt ist die Mama bei dir, die Theres.« Daraufhin beginnt Theres Lauras stark angespannten Kiefer sanft zu massieren. Es gelingt nicht, Lauras Anspannung zu lockern, im Gegenteil, Laura spürt jetzt sehr deutlich, wie sich die Spannung in ihrem Körper aufbaut, und sie bekommt Angst, ihre Gefühle könnten sie überwältigen. Sie wendet sich an Theres und sagt: »Du darfst mich jetzt nicht fallenlassen.« Nun hat sie ein Hunger- und Leeregefühl im Bauch. Theres fragt, immer noch eng an Lauras Körper geschmiegt, behutsam, ob sie ihre Hand auf Lauras Bauch legen dürfe. Laura stimmt zu, sie möchte gerne ausprobieren, wie sich das anfühlt. Dann hat Theres das Bedürfnis, Laura zur Beruhigung ein Schlaflied zu singen: »Schlaf, Kindlein, schlaf, der Vater hüt' die Schaf, die Mutter schüttelt 's Bäumelein, da fällt herab ein Träumelein, schlaf, Kindlein, schlaf.« Dieses Lied hat eine stark öffnende Wirkung auf Laura, die jetzt im Schlaf wegsinken möchte, nichts mehr hören und nichts mehr sehen. Sie fragt uns, ob wir den Originaltext dieses Liedes kennen: »Maikäfer flieg, der Vater ist im Krieg, die Mutter ist im Pommerland, Pommerland ist abgebrannt, Maikäfer flieg.«

Laura ist in den ehemaligen deutschen Ostgebieten, dem heutigen Polen geboren, und durch das Lied kann sie jetzt dorthin zurückkehren. Ich spüre, dass sie dabei ist, eine entscheidende Schwelle zu überschreiten, und frage sie, ob sie vielleicht möchte, dass sich noch eine zweite Person zum Schutz vor ihren Körper stellt. In meiner Fantasie baue ich eine starke »Gebärmutter« auf, einen maximalen Schutz für das Kind im Mutterleib. Ich vermute, dass Lauras Mutter schon lange vor der Geburt wusste, dass Deutschland auf einen Krieg zusteuerte, und sich wahrscheinlich auch aus diesem Grund Sorgen machte um ihr Baby. Spontan wählt Laura eine andere ältere, mütterliche Person, Alexandra, und auch sie soll sich möglichst dicht, in »Löffelstellung«, an ihren Körper legen. Und schließlich möchte sie, dass alle drei, Theres, Alexandra und sie selbst, mit einer Decke zugedeckt werden.

Theres berichtet nun, zu Beginn sei sie ganz müde gewesen, jetzt habe sie ein ausgesprochen starkes Bedürfnis, ihre Tochter, ihr Baby, zu beschützen. Sie sagt: »Du brauchst keine Angst zu haben, ich bin für dich da.« Diese Bemerkung wirkt auf Laura so stark, dass sie endlich ihre Trauer loslassen kann und in heftiges Weinen ausbricht. Ich frage sie nun, ob ich mit einer Hand ihren Kopf berühren dürfe – immer in Sorge, dass sie von ihren Gefühlen einfach überflutet werden könnte.

Nach einer Weile berichtet Laura, sie spüre eine ganz tiefe Trauer, gleichzeitig gehe ihre Atmung auf – was ein Zeichen von Lebendigkeit, Öffnung und Entspannung ist – und sie empfinde Erleichterung. Zum ersten Mal darf sie die »beiden Mütter« an ihrer Seite spüren, und sie fühlt sich in ihrem Mutterschoß rundum gut beschützt.

Im weiteren Verlauf der Sitzung erzählt Laura von ihrer dreijährigen Therapie. Sie berichtet, die damalige Therapeutin habe ihre Mutter als eine »schwache Frau« bezeichnet, die kein Vorbild für sie sein konnte. Daraufhin habe sie die Therapie abgebrochen. Ich erwidere spontan: »Spüre die Stärke deiner Mutter«, und nach einer Weile sage ich: »Ihre Schwäche war ihre Stärke, in ihrer Verletzlichkeit hat sie gespürt, was damals auf Deutschland zukam.« Laura reagiert auf diese Neubewertung ihrer Mutter abermals mit einem Tränenausbruch. Sie bekennt: »Ich wollte für meine Mutter schon kämpfen, als ich noch in ihrem Bauch war.« Ich füge bestätigend hinzu, William Emerson habe dieses Phänomen den »fötalen Therapeuten« genannt. Die Vorstellung, dass sich schon Babys im Mutterleib um ihre Mütter sorgen, war für Emerson nichts Ungewöhnliches. Laura ist erschüttert und tief berührt angesichts dieser neuen Sichtweise. Theres als Lauras »Mutter« fügt noch hinzu: »In einer solchen Welt ein Kind zu gebären ist einfach grauenhaft – und doch freue ich mich so! Dieses Gefühl zerreißt mich fast.« Und sie ergänzt: »Ich werde um dich kämpfen wie eine Löwin, ich hab dich so lieb.«

Laura spürt, wie die Spannung in ihrem Körper allmählich nachlässt. Ich sage, jetzt dürfe sie ein Bonding mit ihrer »Mutter« erleben, etwas, das sie einst nicht erfahren hat. Aber sie dürfe jetzt auch anerkennen, was ihre Mutter damals für sie getan hat. Währenddessen genießt Laura sichtlich die Geborgenheit in ihrem »Mutterschoß«.

Während der gesamten Arbeit habe ich Silvia nicht aus den Augen gelassen, die offensichtlich in der ganzen Zeit die Unterstützung von Corinne gebraucht und sich zeitweise eng an ihren Körper angekuschelt hat. Jetzt ist auch sie völlig ruhig geworden, ja, sie steht auf und probiert ihre Beine aus: Sie kann auf eigenen Beinen stehen, und sie strahlt, während ich sie nun anschaue. Ihre Aufgabe ist »erfüllt« – sie hat Laura geholfen, ihre heftige Trauer zu tragen. Eine tiefe Ruhe erfüllt allmählich unseren Raum.

In dieser entspannten Atmosphäre äußert Laura den Wunsch, dass sie eigentlich noch einmal sanft geboren werden möchte. Ich sage, sie solle doch einfach ganz fein in sich hineinhören, vielleicht möchte ihr Körper ja nur diese Geborgenheit zwischen den beiden Frauen, Theres und Alexandra, spüren; vielleicht erlebt sie aber auch, wie Bewegung in ihren Körper kommt, wie dieser geboren werden möchte. Spontan meldet sich jetzt Maria, die selber schon drei Kinder geboren hat. Sie sagt, sie hätte Lust, ein weiteres Mal zu gebären. Nachdem sie von den Geburten ihrer Kinder erzählt hat, schließt sie mit dem Satz: »Jede Wehe ist wie ein goldenes Tor zum Leben.«

Daraufhin lasse ich Lauras Kopf los, den ich bis jetzt gehalten habe, und mache Maria Platz: Mit ihren Händen gibt sie Lauras Kopf einen sanften Widerstand – wie ein geschlossener Muttermund vor der Geburt. Theres fügt hinzu: »Ich habe dich ausgetragen, ich bin bereit, dich jetzt zu entlassen, du darfst dich entfalten.« Dieser Satz erfüllt Laura mit einer tiefen Rührung. Langsam kommt

Bewegung in ihre Beine, wie bei einem Baby, das sich aus der Gebärmutter herauszuschieben beginnt. Ein junger Mann aus unserer Gruppe ist bereit, ihren Füßen und Beinen Widerstand zu geben, so dass sich Laura ganz allmählich, ohne Eile und ohne Druck, aus ihrer Schutzhülle zwischen den beiden »Müttern« durch den Geburtskanal und zwischen Marias Beinen hindurch herausschieben kann – eine wunderbare und ganz ruhige Geburt.

Theres hat ihre Lage verändert und wartet nun als »Mutter« auf ihr Baby. Nachdem Laura geboren ist, setzt sie sich bequem auf einen Sitzsack, und Laura wird ihr als Baby in den Schoß gelegt. Ich selbst unterstütze Theres als Lauras »Vater«. Laura hat das Bedürfnis zu trinken, sie verspürt großen Durst. Sie weiß jetzt auch, wie besorgt ihr »Vater« während der ganzen Geburt um sie gewesen ist. Und nicht nur Laura ist nun völlig entspannt – auch in der ganzen Gruppe herrscht eine immer größer werdende Heiterkeit und Freude über die Ankunft dieses neuen Menschenkindes.

5 Die Schwangerschaft – der Schlüssel zum Leben

Das Seelenleben eines Kindes beginnt schon im Mutterleib – das hat die Wiener Kinderärztin Marina Marcovich, deren Forschungsinteresse den zu früh geborenen Babys galt, schon in den Siebziger- und Achtzigerjahren des letzten Jahrhunderts klar erkannt. Heute werden Babys bereits ab der 24. Schwangerschaftswoche am Leben erhalten; manchmal beträgt ihr Körpergewicht kaum mehr als 500 Gramm. Über Monitore werden ihre Herztätigkeit, ihr Blutdruck und ihre Atmung ununterbrochen überwacht, sie werden künstlich beatmet und ernährt, und immer wieder wird ihnen Blut abgenommen, um ihre noch so fragilen Körperfunktionen von außen steuern zu können. Diese kleinen und hochverletzlichen Menschenwesen sind so einer permanenten Reizflut preisgegeben. Hinzu kommen das künstliche Licht und der ständige Lärm, dem sie Tag und Nacht ausgesetzt sind. Als ich selbst zum ersten Mal eine solche neonatologische Station für zu früh geborene Babys besichtigen konnte, verfiel ich in eine tiefe Traurigkeit über so viel Elend und Leiden, wie ich es dort erlebt habe.

Marina Marcovich hat die Versorgung der Frühgeborenen vollkommen umgestaltet. Sie wagte es, die künstliche Beatmung – sofern sie von ihr nicht als absolut lebensnotwendig angesehen wurde – sowie viele der an den Frühgeborenen üblicherweise vorgenommenen Untersuchungen wegzulassen und sie durch menschliche Wärme und Geborgenheit zu ersetzen. Aus ihrer Sicht ist es von entscheidender Bedeutung, dass die Eltern und das Pflegepersonal von Anfang an möglichst häufig und möglichst sanft Kontakt mit den zu früh geborenen Babys – den Frühchen, wie sie auch genannt werden – aufnehmen.

Auf ihrer Station durften die Eltern ihre Babys besuchen, so oft und so lange sie wollten, sie durften auch nachts neben ihnen schlafen. Und weil die Babys nicht durch Kabel oder Schläuche an ihre Wärmebettchen gebunden waren, konnten die Eltern ihr Kind auf den Körper nehmen, direkt auf ihre warme Haut. Inspiriert wurde Marina Marcovich durch die Känguru-Methode aus Bogotá, Kolumbien: Weil es dort keine Brutkästen gab, veranlassten die Neonatologen die Mütter, ihre zu früh geborenen Babys mit einem Tragetuch so auf den Körper zu binden, dass das Kleine von der Mutter nicht nur gewärmt wurde, sondern auch die Brust jederzeit erreichen konnte. Es ist bekannt, dass die Überlebenschancen dieser Babys sehr gut waren.

Der Schritt, den Marina Marcovich gewagt hatte – weg von der Technik hin zu menschlicher Wärme und Geborgenheit –, war möglich, weil sie durch ihre einfühlsamen Beobachtungen erkannt hatte, was zu früh geborene Babys wirklich brauchen. Diese winzigen Menschenwesen teilen ihrer Umgebung mit ihrer Mimik und Gestik ganz klar mit, ob sie sich hilflos und verzweifelt fühlen oder ruhig, zufrieden und gelassen sind. Sie wimmern oder weinen, lächeln oder strahlen, je nachdem, was sie erleben und wie sie behandelt werden. Sie sind nicht nur unendlich feinfühlig und verletzlich, sie sind auch fähig zu kommunizieren. Marina Marcovich versuchte, die Eltern von allem Anfang an in die Pflege ihrer Kinder einzubeziehen und sie so kompetent zu machen, dass die Babys möglichst früh entlassen werden konnten. Das führte nicht nur zu einer größeren Zufriedenheit der Eltern – auch die früh geborenen Babys entwickelten sich ausgezeichnet.

Von ihren medizinischen Kollegen wurde Marina Marcovich nicht so liebevoll behandelt. Sie wäre beinahe ins Gefängnis gekommen. Von ärztlicher Seite wurde ihr vorgeworfen, sie sei schuld am Tod einiger zu früh geborener Babys, und sie wurde deshalb wegen Kindstötung angeklagt. Marcovich konnte jedoch zeigen, dass auf ihrer Station keinesfalls mehr Babys starben als auf den neonatologischen Stationen mit Intensivüberwachung. Sie konnte darüber hinaus auch nachweisen, dass sich fast alle Babys, die nach ihrer Methode versorgt wurden, ohne körperliche oder seelische Folgeschäden entwickelten, während viele der Frühchen, die unter Intensivüberwachung und mit künstlicher Beatmung am Leben gehalten werden, oft schwere Entwicklungsstörungen aufweisen.

Marina Marcovich verlor aufgrund dieser Anklage ihre Stelle in der Klinik, doch sie gab nicht auf, sondern entwickelte eine rege Vortragstätigkeit, die nicht ohne Wirkung auf die Praxis in der Neonatologie geblieben ist: Heute gibt es fast keine Klinik mehr, in der die Ärzte nicht versuchen, *Hightech-Medizin mit Menschlichkeit zu verbinden*. So werden beispielsweise die Wärmebettchen nachts abgedunkelt, damit die Frühchen ungestört schlafen können. Man spielt ihnen leise Musik vor oder die Stimme ihrer Mutter, und sie haben Spielsachen oder Fotos von Mama und Papa neben sich in ihrem Wärmebettchen. Vor allem aber: In diesen modernen Intensivstationen sind die Eltern jederzeit willkommen. Durch die Bewusstseinsarbeit, die Marina Marcovich geleistet hat, wurde fast überall in Europa das gesamte Umfeld auf den Neugeborenenstationen zum Wohl der Babys und Ihrer Eltern verändert. Entsprechend wurde diese bedeutende Kinderärztin bei dem großen internationalen Kongress zur pränatalen Forschung in Nijmegen, Holland, 2002 für ihr Lebenswerk geehrt.

Wissenschaftliche Untersuchungen über den Einfluss des pränatalen Erlebens

In der zweiten Hälfte des letzten Jahrhunderts rückten Erleben und Verhalten von Babys und Kleinkindern zunehmend ins Blickfeld der Forschung und wurden aus den unterschiedlichsten Blickwinkeln genauestens untersucht. Einen ähnlichen Trend erleben wir heute rund um das Phänomen Schwangerschaft. Überall in den Universitäten entstehen Forschungsgemeinschaften, die untersuchen, welche Bedeutung die Schwangerschaft für die spätere Entwicklung des Kindes – bis ins Erwachsenenalter hinein – hat. Ergänzt und erweitert werden diese Forschungen durch die Beobachtungen an Tieren.

Im Zentrum all dieser Untersuchungen steht immer wieder die alte und wichtige Diskussion darüber, welche Verhaltens- und Erlebnisweisen durch unsere Gene festgelegt sind und welche durch die Umwelt, die Eltern und andere äußere Einflüsse, geprägt werden. Dieser Streit hat durch die Epigenetik heute an Bedeutung verloren, denn die Epigenetik konnte nachweisen, dass die Gene, unsere Erbinformationen, zwar den gesamten Bauplan und die Funktionsweise des Organismus enthalten – aber welche Gene wie zum Ausdruck kommen, ob sie aktiviert oder gehemmt, verlangsamt oder ganz ausgeschaltet werden, darüber entscheiden die Umwelteinflüsse. Diese wirken sich umso stärker aus, je jünger ein menschliches Wesen ist. Von ganz zentraler Bedeutung ist deshalb das Erleben eines Babys während der Schwangerschaft.[16]

Psychologische Untersuchungen

Der Erste, der den Einfluss der Schwangerschaft auf das spätere Verhalten des Kindes untersucht hat, war Lester Sontag. Er führte seine Forschungen in den

16 Zu dieser Frage siehe Joachim Bauer (2002), Bruce Lipton (2006), Peter Nathanielsz (1999) und vor allem Peter Spork (2009).

Vierzigerjahren des letzten Jahrhunderts in den USA durch. Dabei kam er zu folgenden Ergebnissen: Mütter, die in der Schwangerschaft unter erhöhtem Stress leiden, haben häufig

- quengelige Kinder,
- Kinder mit Schlafproblemen,
- Kinder, welche die Nahrungsaufnahme verweigern und deshalb nicht genügend zunehmen.

Seit den Fünfzigerjahren und bis zur Mitte der Siebzigerjahre befasste sich der britische Sozialpsychologe Denis Herbert Stott in seinen Forschungen vor allem mit verhaltensauffälligen und delinquenten Jugendlichen sowie mit geistig behinderten Kindern. Er stellte fest, dass beide Gruppen ein gemeinsames Schicksal haben: Stress der Mutter in der Schwangerschaft. Darüber hinaus konnte er den Nachweis erbringen, dass Stress der Mutter während der Schwangerschaft die Krankheitsanfälligkeit des Kindes erhöht und verstärkt zu Missbildungen führt.[17]

Das Lebenswerk von Stott wurde durch die beiden Psychologinnen Bea van den Bergh in Belgien und Anja Huizink in Holland weitergeführt und differenziert. Bea van den Berg spricht von den »negativen mütterlichen Emotionen« in der Schwangerschaft, und sie meint damit Stress oder die Neigung der Mutter zu Ängstlichkeit und Depression. Aus meiner eigenen praktischen Erfahrung möchte ich in diesem Zusammenhang hinzufügen, dass ein Baby immer auch die Gefühle und die emotionale Verfassung seines Vaters spürt. Für das Baby und seine Entwicklung sind beide Eltern gleichermaßen von Bedeutung.

Generell wissen wir heute: Bei einem schwierigen Schwangerschaftsverlauf können eine oder mehrere der folgenden Tendenzen beobachtet werden:

- Kürzere Schwangerschaftsdauer, Neigung zu Frühgeburt.
- Komplikationen bei der Geburt.
- Tod des Kindes vor oder während der Geburt oder Neigung zu plötzlichem Kindstod in den ersten Monaten.
- Niedriges Geburtsgewicht.
- Exzessives Schreien oder aber eine Neigung zur Apathie, das heißt, das Baby ist auffallend ruhig, wirkt scheu oder eingeschüchtert.
- Koliken, Schwierigkeiten bei der Nahrungsaufnahme, erhöhte Magen-Darm-Tätigkeit, das heißt Neigung zu Erbrechen oder Durchfall bzw. Verstopfung.

---

17 Für Literatur zu Sontag und Stott siehe mein Manuskript: »Erfahrung aus Schwangerschaft und Geburt als Quelle von Heilung«, *Skript III: Schwangerschaft*, auf meiner Website www.franz-renggli.ch.

- Schlafstörungen.
- Exzessives Anklammern oder reduzierte soziale Reaktionen, Rückzug bis hin zu Autismus.
- Generelle Krankheitsneigung: Das Immunsystem des Babys ist geschwächt, was später zu Infektionen und entzündlichen Prozessen führt, wie Mandel- oder Mittelohrentzündungen, und, bei älteren Kindern, entsprechenden Operationen.
- Erniedrigtes Neugierverhalten, gestörte Aufmerksamkeit, Freudlosigkeit, Antriebs-, Interesse- und Lustlosigkeit.
- Hyperaktivität, das heißt, das Baby ist unruhig und rastlos. Gestörte Aufmerksamkeit und Hyperaktivität bilden zusammen die Grundlage für die Aufmerksamkeitsdefizit-/Hyperaktivitätsstörung (ADHS), die heute in ca. 25 Prozent der Fälle (besonders bei Kindern im Schulalter) mit Ritalin behandelt wird.
- Hyperängstlichkeit, hohe Angst- und Panikbereitschaft z. B. in einer fremden Umgebung oder in Trennungssituationen; scheues, abhängiges Verhalten.
- Geringe oder gestörte Impulskontrolle, niedrige Frustrationstoleranz, Impulsivität, Neigung zu Wutausbrüchen; gestörte Anpassung in Konfliktsituationen, das heißt, die Kinder reagieren extrem heftig, wenn man ihnen Grenzen setzt; allgemein erhöhtes Stressniveau.
- Die Selbstregulation der Gefühle ist beeinträchtigt oder gestört.
- Verzögerte motorische Entwicklung und verlangsamte Sprachentwicklung.
- Verminderte Lern- und Erkenntnisfähigkeit, Intelligenz- und Gedächtnisstörungen.

Klinische Untersuchungen

Neben den psychischen wurden auch die *somatischen Folgen* einer schwierigen Schwangerschaft untersucht. Dabei hat sich gezeigt, dass ein schwieriger Lebensanfang die körperliche Entwicklung eines Babys schon im Mutterleib beeinflusst. Thomas Verny hat die diesbezüglichen Forschungsergebnisse zusammengetragen. So ist generell festzustellen, dass sich Stress der Mutter während der Schwangerschaft auf das sich entwickelnde Stresssystem des Babys im Mutterleib überträgt. Die Amygdala (Mandelkern), das Angstzentrum im Großhirn, ist bei diesen Babys überstark ausgebildet. Ihr Gegenspieler, das uns beruhigende Gedächtniszentrum, der Hippocampus, dagegen ist entsprechend geringer entwickelt. Auch das sich herausbildende autonome Nervensystem ist außer Balance – der Grund dafür, dass die Mutter ihr Baby nach der Geburt nur schwer oder gar nicht beruhigen kann.

Ganz allgemein ist festzuhalten, dass bei Stress, depressiven Verstimmungen oder anderen seelischen Problemen der Mutter das gesamte Gehirnwachstum des Kindes verzögert ist – und das heißt, die Bildung der Nervenzellen und ihrer gegenseitigen Verknüpfungen wird empfindlich gestört. Besonders fatal wirkt sich diese Entwicklung auf die Bildung des präfrontalen Cortex aus, des typisch menschlichen Teils des Großhirns, der unmittelbar hinter der gewölbten Stirn des Menschen liegt. Der präfrontale Cortex ist die Steuerungs- und Kontrollzentrale unseres Gehirns, der Ort, an dem unsere Emotionen reguliert und Handlungsentscheidungen getroffen werden. Er ist damit auch der Ort unseres sozialen Gewissens. Ist dieser Teil des Gehirns nicht genügend ausgebildet, dann wird das Kind und später der erwachsene Mensch von seinen Gefühlen überschwemmt, die Selbstregulation und die Fähigkeit zu überlegtem Handeln sind gestört.

Dazu kommt, dass bei Stress der Mutter in der Schwangerschaft die Blutzufuhr über die Plazenta gedrosselt, das Baby also ungenügend ernährt wird. Die Belastung der Mutter kann unter Umständen auch zum Absterben des Babys in ihrem Bauch, also zu einer Fehlgeburt führen. Wie bereits erwähnt werden auch Missbildungen, wie zum Beispiel Wolfsrachen oder Spina bifida (offener Rücken), verstärkt beobachtet. So viel zum Einfluss von Belastungen während der Schwangerschaft auf die Entwicklung des Babys im Mutterleib.[18]

Seit den Achtziger- und Neunzigerjahren des letzten Jahrhunderts wissen wir vor allem durch die beiden Mediziner David Barker in England und Peter Nathanielsz in den USA, dass der Verlauf der Schwangerschaft auch das Leben des *erwachsenen Menschen* zentral beeinflusst. Sie konnten zeigen, dass auch für unsere Zeit so charakteristische Krankheitsbilder wie Bluthochdruck, koronare Herzerkrankungen und Herzinfarkt, Fettleibigkeit und Diabetes Typ 2 bereits während der Schwangerschaft geprägt werden.

Ich möchte dafür ein eindrückliches Beispiel geben: Im Winter 1944/45 hatte die deutsche Besatzung im Norden Hollands die Lebensmittelversorgung drastisch reduziert – die Menschen hungerten. Die Babys, die zu jener Zeit dort geboren wurden, neigten später überdurchschnittlich häufig zu Fettleibigkeit: Im Bauch der Mutter hatten diese Menschen gelernt, die letzten Reserven aus dem mütterlichen Blut zu entnehmen, denn das war ihre einzige Möglichkeit zu überleben. Ihr Körper behielt diese Gewohnheit, den in jener Zeit absolut not-

---

18 Siehe Thomas Verny (2012). Thomas Verny plant auch ein Buch darüber zu schreiben: *The hidden brain.*

wendigen Überlebensmechanismus, ein Leben lang bei. Wenn solche Menschen versuchen, ein »normales« Körpergewicht zu halten, dann befinden sie sich in ihrem subjektiven Erleben ständig knapp vor dem Hungertod.

Ein Mensch ist also in dieser Frühzeit seines Lebens extrem verwundbar – vor allem in den ersten drei Monaten, der Phase der Organbildung. Die Krankheiten und Fehlprägungen kommen aber meist erst im Kindes- und Erwachsenenalter, manchmal auch erst im Alter zum Vorschein.[19]

Umweltgifte

Wir dürfen schließlich auch den Einfluss der Umweltgifte auf die psychische und körperliche Entwicklung des ungeborenen Babys nicht vergessen. Seit dem Zweiten Weltkrieg belasten wir unsere Umwelt – Boden, Luft und Wasser – zunehmend mit schädlichen chemischen Substanzen: mit Schwermetallen wie Blei, Cadmium oder Quecksilber, mit Pestiziden, Dioxinen usw. All diesen Stoffen ist ein Baby schon im Bauch seiner Mutter ausgesetzt.

Wie wir heute wissen, ist das Baby gerade in den ersten Monaten der Schwangerschaft, in der Phase des schnellen Zellwachstums und der Zelldifferenzierung, besonders empfindlich und verwundbar, und einige der Auswirkungen, die Umweltgifte auf den kindlichen Organismus haben können, sind wissenschaftlich erforscht und belegt. Meine Schwester Margret Schlumpf hat ihr Leben lang an der Universität Zürich auf den Gebieten Umweltmedizin und Toxikologie geforscht. Die beiden folgenden Beispiele, die hier stellvertretend erwähnt werden, stammen von ihr.

Ein hoher Bleigehalt im Blut des ungeborenen Kindes führt später zu hyperaktivem Verhalten und einem Mangel an Konzentrationsfähigkeit – ein Zustand ähnlich dem, wie ich ihn für ADHS beschrieben habe (Seite 67). Ursache für den erhöhten Bleigehalt im Blut waren früher vor allem die Autoabgase. So brachten Mütter, die an stark befahrenen Straßen lebten, Babys mit einem wesentlich höheren Bleigehalt auf die Welt als Stadtbewohnerinnen in Vierteln mit einem durchschnittlichen Verkehrsaufkommen.

Ein anderer schädlicher Einfluss geht von den polychlorierten Biphenylen (PCB) aus. Sie wurden früher als Schmier- und Lösungsmittel, vor allem auch als

---

19 Es hat zum Thema der fötalen Programmierung, das heißt zu der Frage nach dem Ursprung von Krankheit und Gesundheit in der Schwangerschaft, schon mehrere medizinische Weltkongresse gegeben. Siehe als neueste Literatur auch Peter Gluckman und Mark Hanson (2005 und 2006). Siehe zudem: *Journal of Developmental Origins of Health and Disease*.

Isoliermaterial in elektrischen Geräten verwendet. Seit den Siebzigerjahren sind diese Stoffe zunehmend in Verruf geraten, später wurde ihre Produktion eingestellt, das heißt, sie sind heute verboten. Trotzdem finden wir PCB-Rückstände noch heute im Fett der Tiere in den Ozeanen – und wir finden sie auch in der Muttermilch, denn diese schädlichen Stoffe können vom Körper nicht abgebaut werden.[20]

Hinzu kommt die zunehmende Belastung der Umwelt durch gepulste elektromagnetische Felder, in erster Linie bedingt durch die Mobiltelefone; und dieses Netz der Handy-Antennen wird laufend weiter ausgebaut. Der davon ausgehenden Strahlung sind nicht nur unsere Kleinkinder ausgesetzt, sondern auch die ungeborenen Babys. Welche Wirkung die elektromagnetischen Felder im Zusammenwirken mit der chemischen Belastung der Umwelt haben – darüber wissen wir bislang wenig oder nichts.[21]

Marc

Wie Eliane und Laura hat auch Marc mein Seminar »Reise in die eigene Schwangerschaft und Geburt« besucht. Seine Geschichte zeigt ein weiteres Mal, wie tief die emotionale, in seinem Fall insbesondere die sexuelle Prägung ist, die ein Mensch bereits im Mutterleib erfährt, und wie sehr sie sein ganzes späteres Leben beeinflusst.

Ich habe Marc ungefähr ein halbes Jahr vor dem Seminar in einer Paarsitzung kennengelernt. Seine Partnerin befand sich damals in einer bedrohlichen Lebenskrise, die bei ihr so heftige körperliche und seelische Beschwerden ausgelöst hatte,

20 Siehe dazu die Arbeiten von Margret Schlumpf: Walter Lichtensteiger, Margret Schlumpf et al. (2015): Differential Gene Expression Patterns in Developing Sexually Dimorphic Rat Brain Regions Exposed to Antiandrogenic, Estrogenic, or Complex Endocrine Disruptor Mixtures: Glutamatergic Synapses as Target. In: *Endocrinology*, 156(4), 1477–1493; Margret Schlumpf et al. (2010): Exposure patterns of UV filters, fragrances, parabens, phthalates, organochlor pesticides, PBDEs, and PCBs in human milk: Correlation of UV filters with use of cosmetics. In: *Chemosphere* 81, 1171–1183; Oliver Faass, Margret Schlumpf et al. (2009): Female sexual behavior, estrous cycle and gene expression in sexually dimorphic brain regions after pre- and postnatal exposure to endocrine active UV filters. In: *Neurotoxicology*, 30(2), 249–260. Margret Schlumpf et al. (2009). Endokrin aktive UV Filter in der Humanmilch. In: *4. Dresdner Symposium »Endokrin aktive Stoffe in Abwasser, Klärschlamm und Abfällen«*, Dresden, 25.03.2009.

21 Siehe Ursula Niggli (2017): *Land im Strahlenmeer*. Omnio Verlag, Berlin; oder www.diagnose-funk.org oder www.emfdata.org.

dass sie ihre berufliche Arbeit nicht mehr fortsetzen konnte. Marc ist vierzig Jahre alt, groß, athletisch und war damals in einer rührenden Art um seine Partnerin bemüht.

Er hat sich zu dem Seminar angemeldet, weil er unter einer sexuellen Störung leidet: Er ist sehr verliebt in seine Partnerin, kann aber in ihrem Schoß keinen Orgasmus erleben. Diese leidvolle Erfahrung hat er auch bereits in seinen früheren Partnerschaften gemacht; er hat immer wieder versucht, dieses Problem zu bearbeiten, und er hat schon viele verschiedene Therapien hinter sich. Doch obwohl er sich aufrichtig um eine Lösung seines Problems bemüht, hat sich bisher nichts an der Situation verändert. Während ich den Fragebogen lese, den Marc in Vorbereitung auf das Seminar ausgefüllt hat, habe ich die folgende Fantasie: Marc muss jederzeit die Kontrolle behalten. Wenn er die Kontrolle verliert, ist das für ihn gleichbedeutend mit dem Tod.

Auch am Beginn dieses Seminars frage ich die Teilnehmer zuerst nach ihren Ressourcen: Bei welcher Gelegenheit, in welchen Situationen fühlen sie sich wohl, wann spüren sie ihre Kraft? Wann erleben sie sich selbst als Zentrum ihres eigenen Lebens? Wann erscheint ihr Leben ihnen sinnvoll? Und wie fühlt sich das in ihrem Körper an?

Marc erzählt sofort mit großer Begeisterung, wie glücklich er sich fühlt, wenn er draußen in der Natur ist, in einer unberührten, vor den Einflüssen der Zivilisation geschützten Landschaft. Beim Erzählen spürt man seine Lebensfreude. Er sagt, er sei von der Schönheit dieser Landschaft so berührt, dass er sein Herz schlagen höre. Er fügt hinzu, er habe das Gefühl, er sei eins mit dieser Landschaft. Er ist dann einfach nur da, er muss nichts mehr denken.

Als ich ihn frage, was er in dieser Situation in seinem Körper spüre, antwortet Marc, er spüre überall in seinem Körper Wärme und ein starkes emotionales Berührtsein. Er werde dann ganz ruhig, und er empfinde eine große Liebe. Ich frage ihn: Könnte das wie eine Art Heimat sein oder vielleicht wie eine Heimkehr zu Gott? Als ich ihn das frage, steigen ihm Tränen in die Augen. Nach einer Weile sagt er, dort, in der Natur, lebe er ganz im Augenblick, aller Druck, den er sonst in seinem Leben spüre, falle von ihm ab. Er habe sonst immer das Gefühl, wie in einem Schraubstock gefangen zu sein; dort, in der Natur, verschwinde dieses Gefühl vollkommen. Dann schwärmt er von der tiefen Dunkelheit und der Stille der Nacht, die er so nur in der unberührten Natur erleben könne.

Ich spüre, wie Marc durch diese Schilderung körperlich in eine große Ruhe und Entspannung gekommen ist. Und so frage ich ihn jetzt nach dem Thema, an dem er arbeiten möchte. Er wiederholt, dass er ständig das Gefühl habe, eingespannt und unter Druck zu sein. Etwas in seinem Leben darf sich nicht entfalten, darf nicht fließen; in seinem sexuellen Erleben spürt er das besonders quälend. Er beschreibt nun sein Problem noch einmal für die ganze Gruppe: Er ist sehr in seine Partnerin verliebt und spürt große Lust, mit ihr zusammen zu sein, aber immer dann, wenn es am schönsten wird, schaltet etwas in ihm seine Gefühle ab. Er funktioniert dann nur noch, und alles wird schwarz.

An dieser Stelle frage ich ihn, ob er sich in der Gruppe sicher genug fühle, um dieses »Schwarze« zu untersuchen. Ich vermute, es könnte sich dabei um eine Todeserfahrung handeln. Marc möchte sich auf einen Futon in der Mitte des Raumes legen. Er spürt den Wunsch, dass ihn jemand halten möge, und er wählt eine ältere, mütterlich wirkende Frau aus der Gruppe aus; er wünscht sich, dass diese »Mutterfigur«, während er auf der Seite liegt, an seinem Rücken sitzt und mit ihrer Hand seinen Bauch hält.

Intuitiv spüre ich: Jetzt wird's intensiv. Ich sage zu Marc, er dürfe jetzt in dieses »Schwarz« eintauchen, aber wie ein Taucher könne er selbst bestimmen, wie weit er hinabtauchen wolle; er habe jederzeit die völlige Kontrolle über seine Gefühle. Sollte er sie an irgendeinem Punkt verlieren, dann dürfe er jederzeit in die Stille der unberührten Natur zurückkehren.

Marc reagiert prompt: Er sagt, er sehe Messer, scharfe Gegenstände. Ich frage ihn: »Spürst du deine Begleiterin gut an deinem Rücken? Sie schaut aus wie ein Engel, der dich beschützt und darauf achtgibt, dass du nicht stirbst.« Doch Marc sieht jetzt nur noch Messer, die auf ihn zukommen und ihn bedrohen. Er beginnt zu keuchen und zu husten und hat das Gefühl zu ersticken. Schließlich beginnt er verzweifelt zu schreien, wie in einem Kampf auf Leben und Tod. Ich biete ihm an, ihm die Hände zu halten, wie ein Anker, damit er diese Messer besser anschauen kann. Und dann verstärke ich das Angebot, ihm einen Halt zu geben, indem ich ihn frage, ob es gut für ihn wäre, wenn wir uns alle in seine Nähe setzen würden, um ihn zu beschützen; er kann beides annehmen. Wieder beginnt er zu keuchen und zu schreien, und er spürt, wie er zerstückelt wird. Ich frage ihn deshalb, ob er kurz die Augen öffnen möge, damit er sich orientieren und sehen kann, wie wir alle um ihn herumsitzen zu seinem Schutz. Marc antwortet, er müsse die Augen nicht öffnen, er spüre, dass wir alle da seien. Dann sagt er, erst jetzt nehme er wahr, dass er sich auch in seinem Alltag in ständiger Alarmbereitschaft befinde. Darauf ich: »Wir sind alle hier. Dein Engel, die gute Mutter, sitzt immer noch an deinem Rücken; du kannst diese Messer jetzt anschauen, ohne zerstückelt zu werden. Ich glaube, es ist diese Angst, die deine Sexualität behindert.«

In unserem Schutz fangen Marcs Beine an, unruhig zu werden, sie bewegen sich, als ob sie Halt suchten; deshalb frage ich ihn, ob ich Sitzsäcke an seine Füße legen dürfe, und sobald er diesen Widerstand spürt, beginnt er, wie wild dagegenzutreten. Seine Bewegungen sind so heftig, dass niemand den Stößen standhalten kann. Wir brauchen schließlich vier Sitzsäcke als »Mauer« und fast alle Teilnehmer der Gruppe, um sie zu halten, während Marc seine ganze Kraft entfaltet. Ich achte genau darauf, dass niemand verletzt wird.

Nach diesem Ausbruch und nachdem er 15 bis 20 Minuten lang seine Kraft erprobt und gegen den Widerstand angekämpft hat, werden seine Fußtritte allmählich schwächer, er hört auf zu keuchen und zu schreien und beruhigt sich. Schließlich sage ich: »Du bist einmal beinahe zerstückelt worden, aber heute bist du nicht mehr so hilflos wie damals. Das war für dich die totale Bedrohung, aber jetzt kannst du dich wehren und schützen – zum ersten Mal seit vierzig Jahren. Spürst du deine Kraft?« Und nach einer Pause frage ich ihn: »Was ist mit den Messern?« Er antwortet: »Die Messer gehen langsam weg. Ich bin ein ebenbürtiger Gegner ...«. Und er bittet meine Mitarbeiterin, seine Füße zu halten. Jetzt frage ich: »Spürst du deine Mutter immer noch gut an deinem Rücken? Spürst du unsere Zärtlichkeit und unsere Liebe für dich?«

Marc möchte nun, dass sein Gefühl, beschützt und geborgen zu sein, noch weiter verstärkt wird; aus diesem Grund wählt er eine zweite mütterliche Frau aus der Gruppe aus, die sich so nahe wie möglich an seinen Rücken legen soll. Seinen »Engel«, der ihn bis jetzt begleitet hat, möchte er an seiner Vorderseite, an seinem Bauch spüren. Meine Mitarbeiterin hält seine Füße, und ich halte seinen Kopf und seine Schultern. Die übrigen Teilnehmer sitzen um uns herum. Marc sagt: »Die Messer ziehen sich allmählich zurück.« Ich antworte: »Diese Messer haben dein Leben und deine Sexualität eingeschränkt.« Währenddessen habe ich ein inneres Bild, und ich frage Marc, ob er hören möchte, was mich gerade beschäftigt, und ob ich der Gruppe etwas über ihn mitteilen dürfe; er bejaht beides. In seinem Fragebogen stand, dass seine Mutter vor ihm zwei Fehlgeburten hatte – und aus meiner Erfahrung weiß ich, dass auch die nachfolgenden Babys dies als eine heftige Bedrohung erleben. Sie »wissen«: In diesem Mutterschoß lauert der Tod.[22]

---

22 Dazu eine Ergänzung: Marcs Mutter ist schwer kriegstraumatisiert. Ihre eigene Mutter, also Marcs Großmutter, wurde 1944, gegen Kriegsende, schwanger; sie lebte damals im Gebiet des heutigen Polen und floh ein halbes Jahr nach der Geburt ihrer Tochter in den Westen aus Angst vor den anrückenden russischen Truppen. Wenn eine Frau schwanger wird, taucht in ihr die eigene frühe Geschichte wieder auf. Das bedeutet in Hinblick auf Marcs Schicksal: All die alten Bedrohungsängste, die seine Mutter bereits im Mutterleib und in ihrer Babyzeit, der Zeit der Flucht, erleben musste, wurden durch die Existenz ihres eigenen Kindes, Marc, reaktiviert. Das heißt, er war – abgesehen von der Traumatisierung durch die vorausgegangenen Fehlgeburten – in den ersten neun Monaten seines Lebens den »alten« Ängsten seiner Mutter hilflos ausgeliefert.

Marc erzählt nun, dass er sein Leben lang, seit er sich überhaupt erinnern kann, Träume hat, in denen er angegriffen und bedroht wird und sich dabei völlig hilflos fühlt; er träumt dies in allen möglichen Varianten. Diese Träume sind stets mit heftigen Todesängsten verbunden. Ich ermuntere ihn, sich für seine große Verletzlichkeit zu öffnen – und zu spüren, dass er beschützt ist, *jetzt*! Zu spüren, dass er die Messer besiegt hat! Ich sage, immer dann, wenn er diese Bedrohung wieder spüre, dürfe er seine Kraft als erwachsener Mann erfahren, er wisse dann, dass die Bedrohung *heute* nicht mehr so groß ist wie damals, als er ein Baby im Bauch seiner Mutter war. Schließlich rege ich an, wenn er sich wieder einmal einer solchen Bedrohungssituation gegenübersehe, könne er vielleicht irgendeine Arbeit anfangen, die es ihm ermögliche, *seine Kraft wirklich zu spüren*, wie zum Beispiel Holz spalten oder Steine behauen oder auch einfach joggen.

In der Geborgenheit, die wir ihm geben – wir alle haben unsere bisherigen Positionen beibehalten –, spürt Marc nun im ganzen Körper seine Wärme und Schwere. Nur seine Füße sind immer noch kalt, wie meine Mitarbeiterin Karin Haas, die seine Füße bis dahin gehalten hat, feststellt. Die beiden Frauen, die an seinem Körper lagen, und Karin haben nun die Idee, seinen Körper liebevoll auszustreichen, vom Becken über die Beine bis zu den Füßen – bis die Wärme auch dorthin vordringen darf. Marc genießt diese Massage durch die Frauen sichtlich, und langsam taucht eine immer größere Heiterkeit in der Gruppe auf. Schließlich setzt Marc sich auf und bedankt sich bei uns allen. Sein Körper hat sich tief entspannt – deutlich ablesbar an seinem Gesicht, vor allem an seinen Augen.

Ungefähr ein halbes Jahr nach dem Seminar erhalte ich von Marc einen begeisterten Brief, in dem er mir schreibt, er habe zum ersten Mal in seinem Leben einen Orgasmus im Schoß seiner Partnerin erleben dürfen. Für ihn war das, als ob sich ein bis dahin verschlossenes Tor in seinem Leben geöffnet hätte. Dieses Tor ist bis jetzt – zwei Jahre nach unserem Seminar – für Marc offen geblieben und hat ihn in eine neue Dimension seines Seelenlebens geführt.

»Reise in die eigene Schwangerschaft und Geburt«

Im Folgenden möchte ich das Setting meiner Workshops beschreiben, die ich unter dem Thema »Reise in die eigene Schwangerschaft und Geburt« regelmäßig anbiete. Zusammen mit einer Mitarbeiterin begleite ich jeweils sieben Menschen drei Tage lang durch ihre frühe Lebensgeschichte. Zu diesen Seminaren kommen Menschen, die bestimmte Situationen in ihrem Leben nicht lösen oder bewältigen können, obwohl sie meist schon diverse Selbsterfahrungen oder

Psychotherapien hinter sich haben und seit längerer Zeit ernsthaft an ihren Problemen arbeiten. Manche von ihnen sind recht verzweifelt oder einfach resigniert.

Während des Seminars haben die Teilnehmer Zeit, sich in ihr jeweiliges Thema zu vertiefen und es zu bearbeiten. Zu Beginn stellen sich alle Teilnehmer einzeln vor; alle erzählen, weshalb sie am Seminar teilnehmen möchten, welche Hoffnungen und Erwartungen sie daran knüpfen und was sie über ihre frühe Geschichte wissen, über die Zeit vor, während und unmittelbar nach der Geburt – eine Zeit, an die wir alle uns *bewusst* nicht erinnern können. Danach gebe ich die Regeln bekannt, an die wir uns während der drei Tage halten werden. *Diese Regeln bilden die Grundlage für das Vertrauen der Teilnehmer in die gemeinsame Arbeit.*

Wir alle leiden an einer großen inneren Vereinsamung, und wir alle haben als Babys viel weinen müssen. Wir mussten aber auch immer wieder die Erfahrung machen, *dass unsere Grenzen verletzt wurden*, und das hat uns wütend und zornig gemacht. Die erste Regel in meinem Seminar lautet deshalb: *Jedes Nein, das ein Teilnehmer ausspricht, und jede Grenze, die er für sich zieht, sind hier hochwillkommen.* Dieses Nein und das Einhalten von Grenzen sind heilender als alles andere, was wir als Therapeuten tun können. Wir teilen den »Reisenden« unsere inneren Bilder mit und machen ihnen Vorschläge, was sie hier und jetzt ausprobieren könnten, um auf ihrer inneren Reise einen Schritt weiterzukommen. Sie können das, was wir ihnen anbieten, ausprobieren und es dann auch wieder ablehnen, falls sie nach einer Weile spüren: »Nein, das stimmt so für mich nicht, das möchte ich nicht.«

In unserem Seminar geht es in erster Linie um *Körperprozesse*, denn alle unsere frühen Erinnerungen sind im Körper gespeichert: Wenn jemand kalte Füße hat, dann verspürt er vielleicht den Wunsch, gehalten oder massiert zu werden. Nimmt jemand im Bauch oder im Herzen eine Spannung wahr oder einen Schmerz, dann möchte er vielleicht eine Hand auf dieser Körperstelle spüren. Natürlich dürfen die Teilnehmer uns als Therapeuten darum bitten, auf diese Wünsche einzugehen, aber sie können sich genauso gut an jedes andere Gruppenmitglied wenden.

Und in diesem Zusammenhang kommen wir zur zweiten Regel, an die wir uns unbedingt halten: *Jede angesprochene Person kann nein sagen, auch ohne Begründung.* Für mich ist es selbstverständlich, dass von jeder der im Raum anwesenden Personen eine heilende Kraft ausgeht. Beruht die erbetene Unterstützung oder Berührung aber nicht auf Freiwilligkeit, dann kann sich auch die heilende Energie der betreffenden Person nicht frei entfalten.

Die dritte Regel ist die wichtigste, und sie ist zunächst vielleicht etwas schwer zu verstehen: Ich mache die Teilnehmer des Seminars gleich zu Beginn darauf aufmerksam, dass die Arbeit in dieser Gruppe starke Gefühle oder sogar Schmerzen bei ihnen auslösen kann – auch dann, wenn sie gar nicht ihr eigenes Problem bearbeiten, sondern »nur« ein anderes Gruppenmitglied auf seiner »Reise« begleiten. Ich bitte die Anwesenden, wenn sie eine derartige Erfahrung machen, *diese Gefühle nicht einfach auszuhalten, sondern den Prozess zu unterbrechen und ihre Empfindungen und Wahrnehmungen in der Gruppe mitzuteilen*. Es gibt dafür einen wichtigen Grund: Die Person, die sich auf die innere Reise begibt, ist für die Gruppe wie eine aus der geistigen Welt ankommende Seele, ein neues Baby. Die Gruppe als Ganzes ist eine Art Gebärmutter. Verspürt nun jemand ein starkes Gefühl, einen Schmerz oder irgendeine andere Körperempfindung und teilt dies der Gruppe mit, dann sehen wir darin keine Störung, sondern eine Hilfe, einen Wegweiser für unsere Arbeit!

Diejenige Person, die ein unerwartetes, starkes Gefühl oder gar einen Schmerz verspürt, übernimmt häufig ein Gefühl, das die Eltern des »Reisenden« bei der Ankunft des Babys oder während der Schwangerschaft nicht wahrhaben wollten, weil es zum damaligen Zeitpunkt Konflikte ausgelöst hätte. In anderen Fällen übernimmt sie einen alten, verdrängten Schmerz des »Reisenden« selbst, vielleicht einen Kopfschmerz, eine schmerzerfüllte Wut oder eine Trauer, die er noch nicht spüren kann; die Tatsache, dass eine andere Person seine Gefühle und Schmerzen *stellvertretend* übernimmt, ermöglicht es ihm, seine frühe Lebenszeit zu erkunden, ohne dass ihn die alten, heftigen, ihm seit langem bekannten Empfindungen überwältigen. Wir verhandeln kurz mit der Person und fragen sie, was sie braucht; danach setzen wir die Arbeit mit der »reisenden« Person fort. Die Unterbrechung der Arbeit mit dem »Reisenden« und die Konzentration auf die Empfindungen eines anderen Gruppenmitglieds, das seine Gefühle stellvertretend übernommen hat, hilft uns also, nachzuvollziehen, was in der Frühzeit des »Reisenden« geschehen ist, und gibt uns einen Hinweis, in welche Richtung sich der weitere Prozess bewegen könnte.

Niemand kann sich an die eigene Babyzeit, die eigene Geburt oder die Zeit im Mutterleib erinnern: Unsere kognitiven Erinnerungen beginnen erst mit dem Einsetzen der Sprache, also etwa im dritten, in seltenen Fällen bruchstückhaft in einzelnen Bildern vielleicht schon im zweiten Lebensjahr. Aber alle unsere Erinnerungen an diese frühe Zeit sind im Körper gespeichert – nichts geht verloren. Aus diesem Grund arbeite ich auf der Körperebene, ich versuche wegzukommen von der Sprache, weg von erzählten Geschichten.

Wenn ein Mensch seinen Körper zu spüren beginnt und alle seine Körperempfindungen zulassen und wahrnehmen kann, dann heißt das immer, dass sich der Prozess verlangsamt. Jetzt beginnt die eigentliche »Arbeit«, jetzt fängt der »Reisende« an, tiefer in seine Vergangenheit und sein inneres Erleben einzutauchen; und davon ausgehend kann jetzt auch das Heilende zum Tragen kommen. Ich möchte das an einem Beispiel verdeutlichen: Nehmen wir an, jemand besucht das Seminar wegen eines Paarkonfliktes, und jedes Mal, wenn er an diesen Konflikt rührt, stürzt er in einen »Abgrund«. Im therapeutischen Slang würden wir sagen: Er fragmentiert. Die Frage, die ich in einem solchen Fall immer zuerst stelle, lautet: »Was spürst du in deinem Körper, *jetzt*, während du davon erzählst?« Wenn dann jemand schildert, er spüre jetzt seine eiskalten Füße, einen Klumpen im Bauch oder wie sich sein Herz zusammenzuziehen beginnt, dann weiß ich: Jetzt nähert sich diese Person einer ursprünglich traumatischen Situation, meist im vorsprachlichen Raum. Etwas ist mir dabei wichtig: *Ich dränge niemanden. Ich bleibe immer dort, wohin der Körper uns gerade führt.*

Der nächste Schritt unserer Arbeit beruht auf einer sehr tiefen Erfahrung – auf der Erfahrung, *dass der Körper den nächsten Schritt zur Heilung weiß*. Der Körper weiß, was er jetzt braucht, was er gerne ausprobieren möchte. Vielleicht ist »die Reisende« im Augenblick so tief in ihr früheres Leiden eingetaucht, dass sie kaum mehr fähig ist, ihr Erleben in Worten mitzuteilen. Die Empfindungen und Bewegungen ihres Körpers aber geben uns einen Hinweis, in welche Richtung der Prozess sich jetzt entfalten könnte. Ihr Körper sagt uns, welchen Widerstand sie gerade braucht, um einen Ärger oder eine Wut zum Ausdruck zu bringen, die sie zum Zeitpunkt der Traumatisierung nicht erleben oder nicht ausdrücken konnte. Ihr Körper weiß auch, welche Berührung jetzt heilend wirken und aus der einstigen Isolation, Vereinsamung und Verzweiflung herausführen kann.

Zwischen den Gruppenteilnehmern bildet sich ein hohes Maß an *Vertrauen*. Das ist von Beginn an zu spüren. Die Teilnehmer hören, dass meine Mitarbeiterin und ich genauso auf dem Weg sind wie sie selbst. Sie erfahren, an welche Regeln wir uns halten werden, auch das schafft eine große Offenheit des Herzens. Und das gegenseitige Vertrauen wächst noch, wenn wir die tief bewegenden Geschichten voneinander hören. Es ist die Grundlage für unsere Arbeit.

Ohne dieses Vertrauen könnte der »Reisende« sich nicht auf den Weg machen, um die dunklen Seiten seines Lebens zu erkunden. Wir als Gruppe bieten ihm Schutz und geben ihm die Sicherheit, dass die destruktiven Kräfte ihn nicht »verschlucken« können. Ein eindrückliches Beispiel dafür ist die Geschichte von Marc, der sich von Messern und anderen scharfen Gegenständen bedroht fühlte. Ich fragte ihn, ob er es möge, wenn wir als Gruppe uns alle ein bisschen näher zu ihm hinsetzen würden, ob er sich dann sicher genug fühle, um die Messer, die ihn bedrohten, zum ersten Mal in seinem Leben genauer anzuschauen. Die Gruppe gab ihm die Geborgenheit und den Schutz, den er brauchte, um in die frühesten Schichten seines Lebens einzutauchen.

Bevor wir tief in die Körperarbeit hineingehen, halte ich, wie beschrieben, nach den *Ressourcen* Ausschau, nach den Erlebnissen und Situationen, die für den »Reisenden« im Alltag eine Quelle der Kraft und der Lebensfreude sind. Diese Ressourcen werden im Körper gut verankert, indem ich frage: »Wie genau spürst du diese Kraft? Was verändert sich in deinem Körper, wenn du diese Lebensfreude spürst? Wie fühlt sich das in deinem Körper an, wenn dir das Leben sinnvoll erscheint?« Und vielleicht verweile ich längere Zeit auf dieser Ebene, bei den Ressourcen, dort, wo der »Reisende« sich »gut« und verbunden fühlt und wo er zugleich ganz bei sich und seinen Gefühlen sein kann. Erst wenn dieses Erleben im Körper gut verankert ist, sind wir bereit, tief in die Körperarbeit einzutauchen und uns auf die Suche nach unseren frühesten Verletzungen zu begeben.

Ein weiterer wichtiger Grundsatz für unsere Arbeit ist dieser: Nicht dem Trauma gilt unser Augenmerk, sondern der Frage: *Was hätte die Person damals, in ihrer frühen Lebenszeit, gebraucht?* Was hat sie nicht bekommen, was durfte sie nicht erleben? Im Zentrum jeder »Reise« steht deshalb die *heilende Neuerfahrung*, die der »Reisende« im Setting unseres Seminars erleben darf. Es braucht viel Zeit, bis sich eine solche Neu-Erfahrung eingeprägt hat. Über die alten traumatischen Erfahrungen wird jetzt eine heilende Neuerfahrung »geschrieben«. Weil wir so leicht wieder in unsere alten Verletzungen hineingezogen werden, sobald wir auch nur in die Nähe des ursprünglichen Traumas kommen, brauchen wir in der Gruppe so viel Schutz und Halt wie nur irgend möglich. Wenn in der Gruppe das alte Traumamuster wieder geweckt wird, dann setzen wir dem eine heilende Neuerfahrung auf der Körperebene entgegen.

Wenn ein Gruppenteilnehmer später im Alltag das Gefühl bekommt: »Jetzt bewege ich mich wieder in Richtung meines alten Traumas«, dann kann er innehalten und den neuen Pfad beschreiten, den er hier im Seminar kennengelernt hat, den »Trampelpfad« neben der alten, ausgetretenen Bahn; und je häufiger wir den neuen Pfad in Zukunft wählen, umso breiter wird er und umso sicherer können wir ihn beschreiten.

Die neueren Erkenntnisse der Neurobiologie bestätigen uns in dieser Erfahrung. Das Wachstum unseres Gehirns – und das heißt das Wachstum der Nervenzellen und der Verknüpfungen und Verästelungen zwischen ihnen – während der Schwangerschaft und in der Babyzeit ist abhängig von der Liebe und

Zuneigung der Eltern zueinander und von ihrer inneren Verbindung zu ihrem Baby. Das Gehirn ist im Wesentlichen am Ende des zweiten Lebensjahres komplett ausdifferenziert, aber diese Entwicklung ist nie ganz abgeschlossen. Wir wissen heute, dass durch jede neue, gute Erfahrung neue Verknüpfungen zwischen den Nervenzellen entstehen, ja, es werden sogar neue Nervenzellen gebildet. Für unsere therapeutische Arbeit bedeutet das: Macht jemand hier eine gute, heilende Neuerfahrung, dann werden dadurch auch die Verknüpfungen zwischen den einzelnen Nervenzellen erneuert. Dieser seelisch-körperliche Prozess braucht allerdings viel Zeit!

Wie erwähnt, leite ich die Gruppen immer gemeinsam mit einer meiner Mitarbeiterinnen. Wir arbeiten zu zweit, nicht nur um den Teilnehmern eine mögliche Projektionsfläche für Elternfiguren zu bieten, sondern auch, weil jeder von uns einen Anker braucht, jemanden, der ihm hilft, geerdet zu bleiben. Denn nicht nur die Gruppenteilnehmer übernehmen heftige Gefühle und Empfindungen des »Reisenden« – auch wir Therapeuten werden immer wieder von solchen Gefühlen überschwemmt, und zwar immer dann, wenn aufgrund der Arbeit mit den Patienten eigene alte Verletzungen bei uns geweckt werden.

Aus Erfahrung wissen wir, dass die frühe Lebenszeit oft vom Erleben der Todesnähe bestimmt ist – ich werde darauf im Kapitel »Die großen Übergänge am Lebensanfang« (Seite 92) näher eingehen. Auf Todeserfahrungen aber reagieren wir meist mit *Dissoziation*[23], anders ausgedrückt: Die Seele verlässt den Körper. Während meiner Arbeit spüre ich das als Müdigkeit, als nachlassende Aufmerksamkeit; ich bin dann nicht mehr wirklich präsent, meine Gedanken und Gefühle wandern weit weg, zum Beispiel in die Berge, dorthin, wo meine Ressourcen sind. Ist meine Reaktion besonders stark, kann die Angst auftreten, im nächsten Moment das Gleichgewicht zu verlieren und in Ohnmacht zu fallen. Die Dissoziation ist meine Antwort auf eine frühe Erfahrung der Todesnähe bereits im Mutterleib, wenn diese durch mein Gegenüber wieder geweckt wird. Sobald meine Mitarbeiterin auch nur das leiseste Anzeichen einer solchen Dissoziation bei mir bemerkt, fragt sie mich: »Franz, brauchst du etwas?« Genauso mache ich es bei ihr. Die Frage, das Ansprechen allein kann genügen, und ich spüre, dass mich das Erleben meines Gegenübers wieder in die Nähe meiner eigenen Todeserfahrung bringt. Es kommt auch vor, dass ich meine Mitarbeiterin dann bitte, mir die Hand zu geben, oder einen Teilnehmer aus der Gruppe frage, ob er sich hinter mich setzen möge, um meine Schultern zu halten. All dies geschieht

23 Ein Heraustreten der Seele aus dem Körper, verbunden häufig mit einem Schwindel oder Müdigkeit: Wir sind nicht mehr gut verankert in unserem Körper, nicht sehr präsent.

ganz offen, denn ich habe ja zu Beginn des Seminars darauf hingewiesen, dass solche Situationen entstehen können, und die Teilnehmer wissen sofort, was diese Fragen oder Bitten bedeuten. In unserem Seminar gibt es keine Eltern, die hinter verschlossenen Türen etwas verhandeln oder über ihre Kinder sprechen – hier geschieht alles offen und ist für alle Anwesenden transparent.

Drei Dinge, die mir besonders wichtig sind, möchte ich noch hinzufügen: *Ich habe keine spezielle Technik*, sondern ich arbeite ganz einfach mit einer hohen emotionalen Präsenz. Zweitens, was für mich ganz wichtig ist: *Ich werte niemals*. Für mich ist jedes Menschenleben wie ein Kunstwerk, und ich staune, wie die Menschen es fertigbringen, auch aus den schwierigsten Lebensanfängen ihr menschliches Potenzial zu befreien und zu entfalten. Ich werte nicht, ich bewundere nur. Und das dritte: Ich arbeite mit einem *offenen Herzen*: Wenn ich spüre, wie meine zärtlichen Gefühle und meine Liebe für mein Gegenüber zu fließen beginnen, dann weiß ich, jetzt geschieht Heilung. Oder anders ausgedrückt: Jetzt kann sich der »Reisende« in die größte Tiefe vorwagen, er hat einen genügend guten Halt und Anker – die Verbindung mit mir.

Maya

Das erste Mal kam Maya mit ihrem Mann zu mir, sie wollte ihrer Beziehung noch eine letzte Chance geben: Seit mehr als acht Jahren zog sich ihr Mann in bestimmten Abständen emotional und auch sexuell immer wieder von ihr zurück, und sie wollte dieses Beziehungsproblem in einer Paartherapie bearbeiten. Aber ihr Mann war dazu nicht bereit.

Drei Jahre später – inzwischen ist Maya Mitte dreißig – sucht sie ein zweites Mal meine Hilfe. Sie berichtet, sie habe sich damals von ihrem Mann getrennt und sei mittlerweile geschieden. Der aktuelle Anlass, aus dem sie meine Hilfe sucht, ist eine neue Liebesbeziehung. Auch dieses Mal ist ihr Partner nicht bereit, sich wirklich auf sie als Frau einzulassen, schon zu Beginn der Beziehung ist er eine andere Liebschaft eingegangen. Sie hat sich daraufhin sofort von ihm getrennt. Ihr Hausarzt hat ihr ein Antidepressivum verschrieben, trotzdem fühlt sie sich nicht in der Lage, ihren Beruf als Ergotherapeutin auszuüben. Tränenüberströmt sitzt sie vor mir, sie ist am Boden zerstört.

Schon bei ihrem ersten Besuch habe ich eine Zuneigung zu Maya verspürt, jetzt, in dieser trostlosen Situation, öffnet sich mein Herz ganz weit, und ich biete ihr an, sich an meinen Körper anzulehnen und ihren Tränen freien Lauf zu lassen. Nach ein paar Sitzungen geht es ihr sichtlich besser, sie nimmt ihre

Arbeit in der Klinik wieder auf, und nach etwa drei Monaten ist sie so weit, dass sie die vom Arzt verschriebenen Medikamente reduzieren kann. In dieser Situation lade ich sie ein, mein Seminar »Reise in die eigene Schwangerschaft und Geburt« zu besuchen, denn ich weiß, dass ihre frühe Geschichte sehr belastet ist: Ihre Mutter bekam schon im vierten Schwangerschaftsmonat regelmäßig Blutungen und musste deswegen ein bestimmtes Medikament einnehmen. Als der Arzt dieses Medikament in der 34. Schwangerschaftswoche absetzte, führte das zu Mayas vorzeitiger Geburt. Maya kommt vaginal zur Welt, aber sie atmet nicht. Die künstlich eingeleitete Atmung führt zu einem doppelseitigen Pneumothorax – dabei haftet das Lungengewebe nicht mehr an der Brustwand, und die Lunge kollabiert –, eine sofortige Notoperation ist die Folge. Anschließend wird Maya für sechs Wochen auf der Intensivstation in einem Wärmebettchen betreut. Es kommt zu einer weiteren Komplikation, einer Hirnhautentzündung.

All diese Informationen lassen mich vermuten, dass Maya eigentlich nicht leben wollte, dass ihre Seele schon während der Schwangerschaft die Sehnsucht hatte, ins Jenseits zurückzukehren, dass sie jedoch durch die Medikamente daran gehindert wurde.

Auf meine Frage nach ihren Ressourcen, die ich Maya zu Beginn des Seminars stelle, kann sie kaum antworten. Sie ist nicht fähig, sich an die guten Erlebnisse zu erinnern, die sie gehabt hat – an die Wanderungen in den Bergen oder an ihre Freundinnen, die für sie gleichfalls eine Kraftquelle gewesen sind; sie spürt vor allem eine große Schwere in ihrem Körper, und außerdem fühlt sie sich, als ob sie in Watte gepackt wäre. Sie beginnt zu weinen, was sie gar nicht will.

Was ihr Körpererleben betrifft, so steht ihr Nacken im Vordergrund – er ist hart und verspannt, vor allem an einer bestimmten Stelle auf der linken Seite. Maya möchte liegen und wünscht sich, dass ich ihr den Nacken öffne, das heißt, dass ich sie massiere. Von meiner Mitarbeiterin, Helga Fink, möchte sie gern die Füße gehalten bekommen, damit sie einen Halt spüren kann. Sie will schwerelos sein. Allmählich lassen die Spannungen im Nacken und damit verbunden auch ihre Kopfschmerzen und die Schmerzen im linken Kiefer nach. Immer wieder sucht sie in einen Zustand von Schwerelosigkeit zu gelangen. In mir entsteht das innere Bild eines idealen Zustands im Mutterleib. Weil ich ihre Geburts- und Schwangerschaftsgeschichte kenne, frage ich sie, ob ich der Gruppe diese Geschichte mitteilen dürfe. Maya willigt ein. Schließlich spreche ich meine Fantasie aus, dass sie möglicherweise gar nicht auf diese Welt kommen wollte.

Nun meldet sich Petra, eine andere Teilnehmerin aus der Gruppe, zu Wort. Sie sagt, sie verspüre ein Herzrasen, das immer schlimmer werde. Auf meine Frage, was sie jetzt brauche, antwortet sie, sie möchte gerne, dass ein Mann aus der

Gruppe sie vom Rücken her stützt. Während Petra etwas ruhiger wird, erinnert sich Maya, dass ihre Mutter immer wieder von einem solchen Herzrasen heimgesucht wurde. Als sie vier Jahre alt war, musste die Mutter deswegen sogar in eine Klinik. Ihre Herzrhythmusstörungen, die Ursache für das Herzrasen, begleiteten sie ihr ganzes Leben lang; sie musste deswegen immer wieder Antidepressiva einnehmen. Von Petra, die in der Zwischenzeit in die Rolle von Mayas Mutter hineingewachsen ist, hören wir, dass ihre Mutter während des Herzrasens Todesängste verspürte. Petra spürt, dass Mayas Mutter völlig überfordert war. Sie sagt, ihr fehle etwas ganz Tiefes, und sie sei voller Misstrauen. Der Mann hinter ihrem Rücken ist zu ihrem Mann, Mayas »Vater«, geworden.

In der Realität lebten Mayas Eltern in einer schwierigen Beziehung, ihr Vater hatte seit ihrer Kindheit eine Außenbeziehung, und als sie fünfzehn war, trennten sich die Eltern und ließen sich scheiden. Maya erzählt nun vom Leben ihrer Mutter, die ihren Vater verlor, als sie erst drei Jahre alt war. Maya weiß nicht genau, woran er starb, möglicherweise litt er an einer schweren Depression und beging Selbstmord; jedenfalls war er in einer psychiatrischen Klinik gewesen. Während Maya das erzählt, spürt sie jedoch keinerlei Gefühle, sie empfindet eher eine große Leere, so als ob es sie gar nicht geben würde.

Schon mehrmals hat sich ein Mann aus der Gruppe gemeldet, er sagt nun, er habe einen großen Druck auf der Brust. Petra, in der Rolle von Mayas Mutter, fühlt sich von diesem Mann wie magisch angezogen, sie muss ihn immerzu anschauen. Bald wird klar, dass dieser Mann für sie den früh verlorenen Vater verkörpert, Mayas Großvater, der mit seiner Depression ihr Leben so stark überschattet und ihr so sehr gefehlt hat.

Jetzt meldet sich Petra noch einmal, sie sagt, sie fühle sich gut mit ihrem »Mann« im Rücken, auf ihn könne sie sich jetzt verlassen. Aber sie braucht außer ihrem »Vater«, den sie immer wieder anschauen muss, auch noch eine Person, die ihre Mutter – also Mayas Großmutter – verkörpert, sie braucht beide Eltern, und sie wählt eine Frau aus der Gruppe, die diese Rolle übernimmt.

Maya erzählt nun von dieser Großmutter, dass diese ihren Mann im Umgang mit seinen Kindern stark einengte – zum Beispiel hätte er mit den Kindern gerne in seiner eigenen Muttersprache gesprochen, aber sie verhinderte das –, was ein wichtiger Auslöser für seine Depressionen gewesen sein könnte. Die »Großmutter« spürt jetzt im ganzen Körper eine große Starre, sie wünscht sich, dass ihre eigene Mutter sie stützen möge – Mayas Urgroßmutter. Nachdem eine andere Frau aus der Gruppe diese Rolle übernommen hat und nun der »Großmutter« Halt gibt, kann diese aus ihrer Starre erwachen, sie lehnt sich sogar an die »Urgroßmutter« an. Und so kann sich auch Petra, Mayas »Mutter«, endlich entspannen. Ja, sie blüht sichtlich auf. Sie sagt zu Maya: »Früher konnte ich nicht für dich da sein, das hat mir sehr wehgetan. Aber nun sehe ich dich, und ich empfinde eine große Liebe für dich.« Wir verstehen jetzt, warum Maya immer wieder so verzweifelt war: Sie konnte ihre Mutter einfach nicht spüren – zwischen ihnen war immer eine Wand.

Ich übersetze das, was hier geschehen ist, in meine Sprache. Ich sage: »Jetzt sind keine Medikamente mehr zwischen dir und deiner Mutter, weder die Medikamente in der Schwangerschaft noch die Medikamente, die sie später wegen des Herzrasens genommen hat. Außerdem wird deine Mama jetzt von deinem Papa gestützt, und sie ist stolz auf dich.« Maya sagt daraufhin: »Ich spüre zum ersten Mal, dass ich gerne hier, auf der Welt, sein möchte.« Sie ist ganz gerührt, und die Tränen steigen ihr in die Augen. Zugleich hat sie Angst, die Liebe der Mutter und ihre eigene Liebe zu ihrer Mutter wieder zu verlieren. Ich ermuntere sie, die Nähe zu ihrer »Mutter« wirklich zuzulassen, in ihre Arme zu sinken, die alte Sehnsucht und ihre Erfüllung jetzt zu erleben. All das geschieht wortlos, und wir haben ein Gefühl von »Ewigkeit«. Maya wird immer ruhiger, und die Wand zwischen ihr und ihrer Mutter schmilzt. Schließlich sagt sie: »Es ist nie zu spät.« Ich füge hinzu: »Spüre, wie es gewesen wäre, wenn du das als Baby hättest erleben dürfen, und nimm die ganze Innigkeit dieses Erlebens mit jeder Zelle deines Körpers auf.«

Nach diesem Seminar nahm Maya regelmäßig an meiner Mittwochsgruppe teil, einer fortlaufenden Gruppe, in der ich vorwiegend auf der Körperebene arbeite. Schon bald kann sie ihre Medikamente ganz absetzen. Sie wird lebenslustig und unternehmungsfreudig, wozu nicht zuletzt die Liebe und Wärme, die sie in dieser Gruppe erlebt, beigetragen haben. Sie macht mit ihrer Freundin zwei größere Auslandsreisen und schließt ihre Master-Arbeit mit Erfolg ab. Irgendwann entdeckt sie eine große, verborgene Wut auf ihre Mutter, die sie ein Leben lang mit ihren Suizidneigungen in Anspannung und Sorge gehalten hatte. Nach anderthalb Jahren in der Gruppe braucht sie unsere Unterstützung nicht mehr. In dieser Zeit nimmt sie auch wieder eine neue Liebesbeziehung auf.

Georg

Georg besuchte zweimal innerhalb eines Jahres mein Seminar »Reise in die eigene Schwangerschaft und Geburt«. Mit seinen nahezu zwei Metern Körpergröße ist er eine imposante Erscheinung, die auf den ersten Blick nicht vermuten lässt, wie introvertiert er ist. Zurzeit ist er arbeitslos, was ihm schwer zu schaffen macht;

er weiß nicht, wie es weitergehen soll. Alle bisher ausgeübten Berufe hat er wieder aufgegeben.

Beim ersten Mal, als er mein Seminar besucht, stellt er den *Tod seines Vaters* in den Mittelpunkt, bei dem er erst sieben Monate alt gewesen war. Beim Gedanken an diesen frühen Verlust spürt er eine fast grenzenlose Enttäuschung, die sich als Kältegefühl im ganzen Körper zum Ausdruck bringt. Er befindet sich im »vaterlosen Raum«. Nachdem er längere Zeit in seinen Körper hineingespürt hat, steigt schließlich eine mörderische Wut in ihm auf, die ihm in dieser Heftigkeit bisher völlig unbekannt war und der er Ausdruck zu geben versucht, indem er mit einem Holzschwert, das ich ihm bringe, wie wild auf einen Sitzsack einschlägt. Verbunden mit dieser Wut ist – das wird an seinen archaischen Schreien bald deutlich – ein tiefer Schmerz über seine frühe Vaterverlassenheit.

Georg erzählt nun, dass sein Vater von einem Baugerüst heruntergefallen sei. Ich frage ihn, ob es sich dabei vielleicht um einen verdeckten Selbstmord gehandelt haben könnte. Daraufhin beginnt meine Mitarbeiterin Anke Eyrich heftig zu dissozieren; offenbar ist sie in die Nähe ihrer eigenen frühen Todesgefühle gekommen. Ich vermute, dass sie in die Rolle von Georgs Mutter hineingerutscht sein könnte. Ich frage sie, ob sie jetzt vielleicht Georgs »Vater« an ihrer Seite brauche. Sie möchte das ausprobieren, und ein Mann aus der Gruppe springt ein; aber als Georgs »Mutter« spürt sie eine Wand, eine unüberwindliche Mauer zwischen sich und ihrer Umgebung. Da ihr dissoziativer Zustand anhält, frage ich sie, ob sie vielleicht eine oder mehrere Mutterfiguren brauchen könnte, die sie beschützen. Zwei Frauen aus der Gruppe übernehmen diese Aufgabe. Und erst im Schutz dieser Frauen taucht Anke allmählich aus ihrem dissoziativen Zustand der Todesnähe wieder auf.

Georg beginnt nun von seiner Mutterfamilie zu erzählen. Der Bruder seiner Mutter war ertrunken, als sie erst fünfzehn Jahre alt war; wenige Jahre später verlor sie auch ihre Schwester, die bei einem Autounfall ums Leben gekommen war. Wir spüren die unendliche Trauer, die über dieser Familie liegt, und wir haben das Gefühl, dass alle diese Geschichten einen suizidalen Hintergrund haben. Hat Anke als Georgs »Mutter« deswegen eine solche Mauer um sich gebaut, weil sie ihren Schmerz und die Trauer in der Familie anders nicht ausgehalten hätte? Und ist vielleicht auch Georgs Vater schließlich an dieser Mauer zerbrochen? Hat er gespürt, dass er angesichts dieser Mauer bei seiner Frau nie eine Chance gehabt hätte? Äußerst behutsam versucht Georg in dieser Situation erstmals eine gewisse Annäherung an seinen Vater und seine Mutter.

Als Georg zum zweiten Mal in mein Seminar kommt, ist er ganz in Schwarz gekleidet. Thema ist diesmal die überwältigende Müdigkeit, die ihn, verbunden mit Schwindelgefühlen, immer wieder heimsucht. Als Einstieg in die Arbeit möchte er mit seiner Müdigkeit Kontakt aufnehmen, und er legt sich auf einen Futon in der Mitte des Raumes. Da er sich nicht fallenlassen kann und die Unterlage nicht richtig spürt, möchte er, dass zwei Gruppenteilnehmer ihre Hände unter seinen Rücken legen; als das geschehen ist, fängt er an, am ganzen Körper zu zucken und zu zittern. Er spürt nun das Bedürfnis, dass eine Frau und ein Mann aus der Gruppe seine eiskalten Füße zunächst halten und später massieren. Außerdem wünscht er sich, dass eine ältere, mütterliche Person aus der Gruppe, Katrin, »seine Seele verkörpern« solle. Er möchte, dass sie ihm gegenübersitzt und ihn anschaut – ein für mich ganz ungewöhnlicher Schritt. Ich verstehe diesen Wunsch so, dass Georg durch seine immense innere Verlassenheit seine Seele verloren hat, die er jetzt zurückgewinnen möchte.

Bald schon spürt er den Wunsch nach einem engeren Kontakt zu seiner Seele. Er möchte, dass Katrin sich auf ihn legt. In diesem Augenblick steigen Tränen in ihm auf, und er wird von einer unendlich großen Trauer heimgesucht. Sein Körper bäumt sich immer wieder krampfartig auf. Meine Mitarbeiterin, Doris Nicola, und ich unterstützen ihn behutsam an Kopf, Nacken und Schultern. All diese Berührungen durch sieben verschiedene Menschen machen ihn allmählich ruhiger und seine Trauer erträglicher. Für mich wird nun klar, dass hinter der mörderischen Wut, die wir das erste Mal so heftig gespürt hatten, eine tiefe Trauer verborgen war – die Wut als Schutz vor einer überwältigenden Trauer.

In dieser Situation wählt Georg Armin, den Mann, der bisher seine Füße gehalten hat, als seinen »Vater«. Ich sage zu Georg, dass er mit der Seele seines Vaters jederzeit in der geistigen Welt Kontakt aufnehmen könne und von ihm bestimmt gehört werde. Armin, der griechisch-orthodoxen Glaubens ist, möchte nun für seinen »Sohn« eine griechisch-orthodoxe Liturgie singen; zum Schluss segnet er ihn. Diese Arbeit ist für Georg ein unendlich wichtiger Schritt: Endlich spürt er seine Trauer um den Vater – die Voraussetzung dafür, dass er sich mit ihm aussöhnen kann. Jetzt kommt auch Leben in seine Arme, die bisher passiv neben ihm lagen, und er beginnt, »seine Seele« – Katrin, die noch immer auf ihm liegt – innig zu umarmen. Er hat seine verlorene Seele wiedergewonnen. Wir alle in der Gruppe sind von großer Trauer und zugleich von großer Erleichterung erfüllt.

Dazu eine kleine Anmerkung: Väter werden bei unserer Arbeit fast immer auf die gleiche Weise erfahren – sie sind abwesend. Georg hat mit seiner Vaterverlorenheit bei uns allen heftige Gefühle ausgelöst: Sein früh verstorbener Vater ist für uns alle so etwas wie das Urbild des abwesenden Vaters, seine Geschichte hat auch in uns eine archaische Vatersehnsucht geweckt. Und andererseits war unsere Rührung und die gemeinsam mit ihm empfundene Trauer die Grundlage dafür, dass er sich mit seinem so sehr vermissten Vater aussöhnen und mit seiner verlorenen Seele Kontakt aufnehmen konnte. Insofern ist Georgs Geschichte ein eindrückliches Beispiel dafür, wie ein »Reisender«, der sich auf den Weg macht zu sich selbst, die ganze Gruppe ein Stück weit heil werden lässt.

Die spirituelle Dimension des Seelenlebens

Im Verlauf der letzten vier- bis fünfhundert Jahre wurde die Spiritualität in unserer westlichen Kultur immer mehr von den Wissenschaften verdrängt und – seit diese in den letzten beiden Jahrhunderten ihren großen Siegeszug angetreten haben – schließlich ganz aus unserem Bewusstsein verbannt. Einer der wichtigsten Vertreter eines neuen Denkens, in dem Wissenschaft und Spiritualität zusammengeführt werden und gleichwertig nebeneinanderstehen, ist der Amerikaner Ken Wilber. Er ist überzeugt, dass wir nur dann zu einem neuen Bild des Menschen und der Welt gelangen, wenn keine der beiden Strömungen die andere dominiert, sondern beide als zwar unterschiedliche, aber gleichberechtigte Zugangsweisen zur Welt verstanden werden. Wissenschaftliche Vorgehensweisen und östliche Meditationstechniken schließen einander nicht aus – sie ergänzen einander. Insbesondere Amerika ist hinsichtlich dieses Prozesses der Zusammenführung von in der Vergangenheit als unvereinbar betrachteten Sichtweisen in einem großen Umbruch begriffen; in Ansätzen ist dieser Umbruch auch hier in Europa spürbar.

Die Verdrängung der Spiritualität aus dem Bewusstsein der westlichen Welt hat dazu geführt, dass wir auch die spirituelle Dimension des Seelenlebens von Babys – vor und nach der Geburt – »verloren« haben. Bis vor wenigen Jahrzehnten waren wir taub für ihre tiefen Wünsche und Bedürfnisse. Das hat sich in der Zwischenzeit langsam geändert, aber auch heute noch mutet mich das Verhalten mancher Menschen so an, als ob sie überhaupt kein Gespür hätten für das, was ein Baby braucht. Ich will in diesem Zusammenhang nur eine Tatsache in Erinnerung rufen, die uns heute ungeheuerlich erscheint: Noch vor wenigen Jahrzehnten wurde ein Baby in den USA ohne Anästhesie operiert, weil man davon ausging, dass ein so kleines Kind ja noch nichts spüre! Auch Beschneidungen wurden bis vor kurzem ohne Betäubung vorgenommen. Ähnlich erschreckend mutet es uns heute an, dass Margaret Mahler, eine führende Psychoanalytikerin und Pionierin der Säuglings- und Kleinkindforschung, vom »normalen Autismus« des Babys spricht, der ihrer Auffassung nach in den ersten vier bis sechs Wochen nach der Geburt vorherrscht.

Ganz anders ist die Einstellung zu Babys und Kleinkindern in *traditionellen Kulturen*. Früher haben wir diese Kulturen in unserer Überheblichkeit als »primitiv« bezeichnet. Aber sie sind alles andere als das, sie sind uns vielmehr in vieler Hinsicht voraus oder, anders ausgedrückt, sie haben den lebendigen Zugang zu einer Dimension, die uns verlorengegangen ist, bewahrt. Bei den Aborigines, den Ureinwohnern Australiens, zum Beispiel, ist ein Mensch immer Körper und Seele zugleich. Und um dieses »spirit child«, das »Geistkind«, bitten die Eltern ihre Götter in Ritualen und Gebeten, und erst wenn sie mit der Seele des Kindes in der »Traumzeit«, im raum- und zeitlosen Ursprung, Kontakt aufnehmen konnten, sind sie bereit für die körperliche Zeugung. Auch in Tibet ist die spirituelle Dimension des kindlichen Seelenlebens hoch ausgebildet.[24] Bei den Dagara, einem Volk in Burkina Faso, wird für Eltern, die sich ein Kind wünschen, ein Fruchtbarkeitsritual abgehalten. Der Körper der Frau wird gereinigt, und erst danach ist sie bereit, schwanger zu werden, das heißt, eine Kinderseele zu empfangen. Diese Zeit vor der Zeugung wird als »spirituelle Schwangerschaft« bezeichnet. Ist eine Frau schwanger geworden, dann wird die neu ankommende Kinderseele vom ganzen Dorf begrüßt und mit entsprechenden Ritualen gefeiert. Sie wird als ein Geschenk der Götter für das ganze Dorf empfunden.[25]

Wie eben dargestellt hat die westliche Welt die spirituelle Dimension aus der Wissenschaft völlig verdrängt und dadurch ein Gefühl für das Seelenleben des Babys weitgehend »verloren«. Heute beginnt das Pendel ganz langsam wieder zurückzuschlagen. Vor allem die pränatale Psychologie spielt in diesem Zusammenhang eine entscheidende Rolle, insofern wir durch unsere therapeutische Arbeit immer wieder Beobachtungen machen, die wir uns erst nicht erklären können. Vorsichtig bilden wir dann Hypothesen, mit deren Hilfe wir uns dem beobachteten Phänomen anzunähern versuchen.

Dadurch ist die pränatale Psychologie zu der Auffassung gelangt, dass ein Mensch schon während der ganzen Schwangerschaft ein Seelenleben besitzt. Und einige ihrer wichtigsten Vertreter, die sich mit der Behandlung von Babys befassen, meinen sogar, dass wir sein Seelenleben nur verstehen können, wenn wir auch ihre spirituelle Dimension berücksichtigen. Spiritualität und Wissenschaft beginnen sich damit wieder zu berühren, worum sich Ken Wilber ein Leben lang bemüht hat.

---

24 Siehe hierzu Anne Hubelle Maiden und Edit Farwell (1999): *Willkommen in dieser Welt. Die tibetische Kunst, Menschen ins Leben zu begleiten.* Kösel, München.

25 Sobonfu Somé (2004): *In unserer Mitte. Kinder in der Gemeinschaft.* Orlanda, Berlin.

Von dieser neuen Form der Wissenschaft seien hier ein paar Vertreter erwähnt. Ein Pionier im Bereich der pränatalen Psychologie ist David Chamberlain. Nach ihm können wir das Wesen eines Babys während der Geburt und in der Schwangerschaft nur verstehen, wenn wir neben den wissenschaftlichen Erkenntnissen auch die spirituelle Dimension des Seelenlebens mitberücksichtigen. Zur Begründung dieser Annahme zieht er die Ergebnisse der Nahtod-Forschungen heran:[26] Macht jemand bei einem Autounfall oder während einer Operation eine Nahtod-Erfahrung, dann – so schildern es Menschen, die eine solche Situation durchlebt haben und später wieder reanimiert, das heißt, ins Leben zurückgeholt worden sind – trennt sich seine Seele vom Körper und beobachtet diesen quasi von außen. Nach Chamberlain bedeutet dies, *dass die Seele die erlebende Instanz* ist, nicht das Gehirn, welches an den vorübergehend »toten« Körper gebunden ist.

Die neuesten Forschungsergebnisse des holländischen Kardiologen Pim van Lommel bestätigen die Annahme Chamberlains: Bei Herzstillstand bzw. im Koma kommt praktisch jede Herztätigkeit zum Erliegen, und Menschen in diesem Zustand können medizinisch als tot bezeichnet werden. Aber gerade in diesem Zeitraum, bevor sie durch Reanimation wieder ins Leben zurückgeholt werden, scheinen die Menschen jene »luziden« Erfahrungen zu machen, von denen sie später berichten. Menschen mit einer solchen Nahtod-Erfahrung haben danach eine grundsätzlich veränderte Einstellung zu ihrem Leben, sie sind unter Umständen hellsichtig oder hellspürig, und sie haben ihre Angst vor dem Tod verloren. Zur Erklärung dieses Phänomens zieht van Lommel einen Begriff aus der Quantenphysik heran, den Begriff der »Nicht-Lokalität«; er will damit sagen, dass unser Bewusstsein weder an einen bestimmten Ort noch an eine bestimmte Zeit gebunden ist und auch nicht an die Struktur unseres Körpers, das heißt unseres Gehirns. Aus all seinen Forschungen zieht er den Schluss, dass unser Bewusstsein schon vor der Zeugung existiert und nach dem Tod weiterlebt.

Für Chamberlain ist es selbstverständlich, dass wir mit der Seele des Babys bereits vor seiner Geburt sprechen und Kontakt aufnehmen können, lange bevor das Ohr mit den entsprechenden Verbindungen zum Gehirn ausgebildet ist. Diese Auffassung bestätigt auch die Psychologin Elisabeth Hallett, die zwei Bücher darüber geschrieben hat, wie die Seele des Kindes schon vor der Zeugung und während der gesamten Schwangerschaft mit den Eltern Kontakt aufnehmen

26 Zum Beispiel Raimond Moody (1977): *Leben nach dem Tod*. Rowohlt, Reinbek; und Kenneth Ring (1986): *Den Tod erfahren, das Leben gewinnen. Erkenntnisse und Erfahrungen von Menschen, die an der Schwelle zum Tod gestanden und überlebt haben*. Scherz, Bern.

kann.[27] Für manche Mütter ist es übrigens eine Selbstverständlichkeit, mit dem Baby in ihrem Bauch zu kommunizieren. Sie wissen intuitiv, dass es eine Seele hat, dass es wahrnimmt und empfindet.

Ein weiterer wichtiger Vertreter der modernen pränatalen Psychologie ist William Emerson, welcher ihre Erkenntnisse auf die Behandlung von Babys und Kleinkindern übertragen hat, um ihnen zu helfen, ihre Geburt und eventuell ihre schwierigen Erlebnisse in der Schwangerschaft zu verarbeiten. Es sind dies Babys, die beispielsweise untröstlich weinen oder nicht einschlafen können (siehe auch Kapitel 6). Durch diese Beobachtungen und auch durch die Erfahrungen mit Erwachsenen ist er zur Auffassung gelangt, dass eine Seele schon vor der Zeugung existiert und dass diese sich unter Umständen nur mit großen »Schmerzen« aus der geistigen Welt trennen kann. Nach dieser »verlorenen Welt« sehnt sich ein Mensch unter Umständen ein Leben lang zurück, was Emerson als »göttliches Heimweh« (divine home sickness) bezeichnet. Vielleicht ist dieses »Heimweh« die tiefste Quelle vieler Depressionen.[28]

Was ich bisher einzukreisen versucht habe, hat Wendy McCarty, eine der führenden Pränataltherapeutinnen in Amerika in ihrem Buch *Welcoming Consciousness* theoretisch umfassend beschrieben. Sie spannt den Bogen von dem Quantenphysiker David Bohm bis hin zu Ken Wilber und kommt zu dem Ergebnis, dass es zwei Perspektiven gibt, wie wir ein Baby während der Schwangerschaft, der Geburt und in seiner ersten Lebenszeit verstehen können: die *»biologisch-menschliche«* und die *»transzendente«* Perspektive. Unter der »biologisch-menschlichen« Perspektive versteht sie das, was die Wissenschaft, einschließlich der Tiefenpsychologie, bisher erforscht hat: Hier wird das Baby als hochverletzliches Wesen gesehen, dessen früheste Erinnerungen in den Zellen, später im Körpergewebe, den Organen und schließlich vor allem im Gehirn gespeichert werden. Aus dieser Perspektive verstehen wir die starken Gefühle eines Babys als Antwort auf frühe überwältigende Erfahrungen und Verletzungen. Es nimmt seine Umwelt mit Hilfe seiner Sinnesorgane wahr, und seine im

27 So schildert sie auch, wie Kinderseelen voller Liebe für ihre Eltern sind, denen sie helfen und die sie auf ihrem Erdenweg begleiten und unterstützen wollen. Hallett beschreibt, wie auf diese Weise schon vor der Zeugung eine Bindung entstehen kann. Die Kommunikation mit der Seele des Kindes ist wortlos, manchmal haben die Eltern innere Bilder, luzide Träume oder ein anders geartetes intuitives Wissen von der Seele, die sich in ihrer Nähe aufhält und darauf wartet, von ihnen empfangen zu werden.

28 William Emerson hat viele Bücher nur als Manuskripte geschrieben, die er seinen Schülern zur Verfügung stellt. Es ist zu hoffen, dass er diese im Laufe der Zeit auch einer breiteren Öffentlichkeit zugänglich machen wird.

hätten, als sie merkten, dass sie schwanger waren, sagt die Mutter, sie sei »ein bisschen aus der Fassung geraten«, woraufhin Terry sie prompt korrigiert: »Du warst wütend.« Auf Wendys fragende Blicke hin beginnt die Mutter zu erzählen, dass dieses Ereignis zu einem tiefen Riss in der Beziehung zwischen ihr und ihrem Mann geführt und die gesamte Schwangerschaft überschattet habe. Jetzt beginnt Terry zu weinen. Der Bann ist gebrochen, und die Mutter sagt unter Tränen zu ihm, wie traurig sie sei, dass sie ihn in der Schwangerschaft nicht wirklich willkommen geheißen habe. Das habe sich aber durch die Geburt geändert: er sei blau angelaufen auf die Welt gekommen und sei fast gestorben. Damals hätten sie beide, Mutter und Vater, gemerkt, wie sehr sie ihn liebten. Beide Eltern sind bei dieser Enthüllung zu Tränen gerührt. Und Terry, der sich währenddessen von den Eltern entfernt hat, kommt zu seiner Mutter zurück, die jetzt seinen Kopf streicheln darf. Das ist ein großer Schritt in seiner Beziehung zur Mutter. Während er sie bisher abgelehnt hat, kann er jetzt Nähe und Zärtlichkeit zulassen, worüber sie überglücklich ist.

Dieses Beispiel zeigt, wie ein Kind intuitiv »weiß«, unter welchen Umständen es entstanden ist und wie die Eltern auf die Schwangerschaft reagiert haben; dieses Wissen bleibt im Körper des Kindes und später des Erwachsenen gespeichert und kann im geschützten Raum der Therapie wieder inszeniert und erlöst werden.

Die Geschichte von *Angelika* stammt von meinem Lehrer Ray Castellino, der während eines Seminars in Basel von ihr erzählte und einige wesentliche Sitzungen aus ihrer Behandlung durch ein Video illustrierte. Angelika wurde von ihrer Mutter allein erzogen; diese war von ihrem Mann, Angelikas Vater, während der Schwangerschaft verlassen worden. Der Grund, weshalb sie bei Ray Hilfe suchte, war Angelikas untröstliches Weinen.

Im Laufe dieser Behandlung fing Angelika mit acht Monaten an zu krabbeln und gelangte so zu einem Gestell im Behandlungsraum, auf dem verschiedene Puppen lagen. Sie wählte eine schwarze und eine weiße Puppe aus, biss der schwarzen Puppe in den Kopf und ließ sie dann auf den Boden fallen. Mit der weißen Puppe krabbelte sie zurück zur Mutter, legte sie in deren Schoß und liebkoste sie. Die nächste und die übernächste Stunde eröffnete Angelika auf die gleiche Weise – bis die Mutter schließlich in Tränen ausbrach und Ray mitteilte, sie habe ganz »vergessen«, dass sie als Jugendliche ein »schwarzes Baby« abgetrieben habe.

Diese Geschichten machen auf faszinierende Weise deutlich, dass Babys ein Wissen mit auf die Welt bringen, das sie nicht über ihre Sinnesorgane erwerben konnten. William Emerson hat das die »Allwissenheit« der Babys genannt. Jedes Baby besitzt ein intuitives Wissen über seine Mutter und deren Geschichte genauso wie über das Wesen und die Geschichte seines Vaters, was Emerson und verschiedene pränatale Therapeuten in der Arbeit mit Babys beobachten konnten.

Die großen Übergänge am Lebensanfang

Wann beginnt das Seelenleben eines Menschen? Wie in Kapitel 2 dargelegt (Seite 20), konnte Stanislav Grof nachweisen, dass hinter sämtlichen Traumatisierungen eines Menschen sein Geburtstrauma verborgen ist. Die Erfahrungen, die der englische Psychiater und Theologe Frank Lake im Verlauf seiner Forschungen machte – er experimentierte wie Grof mit LSD –, ließen darüber hinaus einen weiteren Schluss zu: Die großen Traumatisierungen im Leben eines Menschen beginnen viel früher, nämlich an seinem *Lebensanfang*: bei der Zeugung, der Einnistung der befruchteten Eizelle in der Gebärmutter am siebten Tage nach der Zeugung und bei der Entdeckung der Schwangerschaft durch die Eltern.

Frank Lake konnte es zu Beginn seiner Untersuchungen kaum glauben, was seine Patienten unter dem Einfluss von LSD berichteten: In ihren halluzinogenen Zuständen gerieten einige von ihnen in Panik, weil sie das Gefühl hatten, von einem spitzen Gegenstand zerstört oder mit heißem Wasser verbrüht zu werden. Als später die Eltern dazu befragt wurden, berichteten diese, dass die Mutter tatsächlich versucht hatte, sie abzutreiben, mit einer spitzen Nadel oder durch Heißwasserbäder. Was die Patienten von Frank Lake unter dem Einfluss von LSD erlebten, war also eine reale Erfahrung am Anfang ihres Lebens.

Die Trennung von der geistigen Welt

Wenn wir pränatale Therapeuten einen Menschen auf der tiefen Körperebene in diese ersten Anfänge des Seelenlebens begleiten, so können wir heute einen noch früheren Übergang beobachten, nämlich die Trennung von der geistigen Welt, das Verlassen der »göttlichen Heimat«. Und diese geistige Welt ist erfüllt von Ruhe, Gelassenheit und einem inneren Frieden.

So wurde sie beispielsweise von Elizabeth und Neil Carman beschrieben. In dreißig Jahren haben sie ein reiches Wissen über die Transzendenzerfahrungen in den verschiedenen Religionen und Kulturen zusammengetragen und eine Fülle von historischen Dokumenten gesammelt. Nur ein Beispiel sei erwähnt: Für den griechischen Philosophen Plato war die Seele göttlichen Ursprungs, unsterblich schon vor der Zeugung und auch nach dem Tod existent.

Andererseits werden auf der ganzen Welt pro Jahr schätzungsweise 40–50 Millionen Abtreibungen vorgenommen![29] Dies weist auf eine starke Ambivalenz, auf eine große Zwiespältigkeit vieler Eltern hin, wenn sie ein Baby empfangen. Halten wir uns gleichzeitig die hohe Verletzlichkeit eines Babys vor allem an seinem Lebensanfang vor Augen, dann können wir verstehen, dass dies vielleicht den schwierigsten Übergang im Leben eines Menschen darstellt: Die »Entscheidung«, die geistige Welt zu verlassen, um auf die Erde zu kommen, darf als *Urtrauma*, als die *urtraumatische* Situation bezeichnet werden. Die beiden folgenden Geschichten von Maria und Susanne machen das deutlich.

Maria hatte seit einiger Zeit an meiner Mittwochsgruppe teilgenommen. Bei ihr war das oben beschriebene dissoziative Verhalten ausgesprochen stark ausgeprägt: »Gelangweilt« schaut sie aus dem Fenster, von der Gruppe nimmt sie keine Notiz, oder sie liegt auf dem Boden und hat die Augen geschlossen – sie befindet sich in einer anderen Welt.

Marias Schicksal war hart, ich kann hier nur in kurzen Zügen davon berichten. Ihre Eltern waren psychisch auffällige Persönlichkeiten, beide bewegten sich häufig am Rande einer Psychose. Und beide haben Maria auf ihre Art sexuell missbraucht. Mit fünfzehn Jahren verlässt sie ihr Elternhaus, verkehrt in der Drogenszene und wird mit sechzehn Jahren schwanger. Ihr Freund, ein Alkoholiker, tritt sie im Verlauf einer Auseinandersetzung so heftig in den Bauch, dass sie ihr Kind verliert. Drei Monate später ist sie vom gleichen Freund wieder schwanger. Dieses Mal droht sie ihm: »Wenn du mich noch einmal berührst, bringe ich dich um.« Maria hat dieses Kind gegen den Widerstand ihrer Familie zur Welt gebracht. Ihr Freund hatte sie in der Zwischenzeit verlassen, und als das Kind geboren war, hat sie es gegen die Eingriffe der Behörden, die ihr das Kind wegnehmen wollten, wie eine Löwin verteidigt.

Im Laufe der Behandlung besuchte sie eines meiner Seminare. Gleich zu Beginn spürt Maria heftige Schmerzen im ganzen Körper. Zugleich hat sie das Gefühl, keine Existenzberechtigung zu haben, sie glaubt, sie störe nur. So frage ich Maria, ob die anderen Gruppenteilnehmer ihr sagen sollen, was sie ihr gegenüber empfinden? Maria nimmt dieses Angebot nur zögerlich an und ist von den

29 Siehe Peter Heun Fairfield 2006: »Conscious Abortion« and the Idea of Abortion itself. In: *Journal of Prenatal and Perinatal Psychology and Health 20(4)*: 343–350. Siehe auch Fußnote 33.

Aussagen der anderen völlig überrascht: »Schön, dass du da bist«, »Es ist eine Bereicherung, dich begleiten zu dürfen«; jemand sagt, sie habe die Ausstrahlung einer »weisen Frau«, und auch ich selber fühle mich in einer ganz besonderen Weise mit ihr verbunden.

Maria kann das alles nicht wirklich annehmen. Es gibt ihr jedoch die Möglichkeit, tiefer in ihre Seele vorzudringen. Sie bekommt einen immer stärker werdenden Hustenanfall, der mit einem Brechreiz verbunden ist, und sie hat das Gefühl, ihr Körper beginne sich von innen her aufzulösen. Sie sagt: »Alles ist so hoffnungslos, ich möchte nur noch sterben.« Während eines neuen Hustenanfalls ringt sie verzweifelt nach Atem, sie meint, ersticken zu müssen. In ihrer Panik verliert sie schließlich völlig die Orientierung; sie hat das Gefühl, ein klebriges Gift dringe durch die Nabelschnur in ihren Körper ein, es ist wie eine ätzende Säure, die sie von innen her verbrennt. Schließlich bringt sie noch einen Satz heraus: Sie habe es »damals« verpasst, rechtzeitig zu sterben, sich von dieser Welt zu verabschieden.

Die geborgene Atmosphäre im Seminar ermöglicht es Maria, sich allmählich etwas zu entspannen, und sie erzählt in knappen Worten ihre Geschichte: beide Eltern hätten nicht gewollt, dass sie überhaupt zur Welt kam. Den permanenten Streit zwischen den Eltern habe sie wie ein »ätzendes Gift« in ihrem Körper empfunden. Sie habe sich deshalb im Bauch ihrer Mutter so kalt und leer, so halt- und beziehungslos gefühlt.

Marias Schicksal ist zwar extrem, aber durchaus typisch für Menschen mit der Tendenz zu dissoziieren. Die Dissoziation ist eine Schutzreaktion, in die Menschen fliehen, an deren Lebensanfang die zur Vernichtung drängenden Tendenzen zu stark gewesen sind, die also damals eine zu heftige Todeserfahrung gemacht haben. Maria hat einen extrem schwierigen Lebensweg »gewählt«, er hat ihr aber einen großen inneren Reichtum gegeben; das ist in den Rückmeldungen der anderen Gruppenteilnehmer zu Beginn des Seminars sehr gut zum Ausdruck gekommen. Für mein Gefühl ist eine große Heilerin in ihr verborgen. Tatsächlich unterstützt sie in ihrem jetzigen Beruf als Sozialarbeiterin viele Mütter und hilft ihnen, dass sie auch in schwierigen Lebenssituationen mit ihren Kindern zusammenbleiben können.

Auch *Susanne* hat eine starke Tendenz zur Dissoziation. Sie kommt aus einer schwer kriegstraumatisierten Familie in Deutschland. Ihr Vater kehrte nach dem Krieg krank und gebrochen aus Russland zurück, die Mutter war durch die Bombenangriffe in ihrer Heimatstadt stark traumatisiert.

Susanne, die dazu neigt, mit anderen Menschen rasch in Streit zu geraten, beginnt »ihre Reise« mit dem Wunsch nach einer friedlichen Atmosphäre, sie möchte die Außenwelt als ein liebevolles Feld empfinden. Aber ihr ganzer Körper ist steif und angespannt, wie in einem Totstellreflex. Es ist unverkennbar, dass sie einen starken Todeswunsch hat, und da sie schon an vielen Selbsterfahrungsgruppen teilgenommen hat, weiß sie das auch. Mit der Teilnahme an meinem Seminar verbindet sie die Erwartung, hier in der Gruppe einen sicheren Anker zu finden, weil sie, wie sie sagt, dem Tod nur so begegnen könne. Ich betone, dass wir beide, meine Mitarbeiterin Doris Nicola und ich, die Erfahrung der Todesnähe aus unserer eigenen Geschichte gut kennen und gerne bereit sind, sie in ihrer Angst zu begleiten. Und weil ich genau spüre, dass es in Susanne eine gute und starke Seite gibt, füge ich salopp hinzu, im Übrigen sei es erlaubt, hier zu »sterben«.

Diese Bemerkung führt zu einer großen Erleichterung und Entspannung: Susanne beginnt zu lachen und spürt, wie unglaublich entspannend das für sie ist. Sie sagt, in ihr werde es ganz weich: Sie darf gehen! Dieser Satz hat für Susanne etwas Befreiendes. Jetzt kann sie spüren, wie stark sie als Kind für ihre Mutter da sein musste, denn diese sah in ihr ihre einzige »Lebensaufgabe«, so etwas wie eine Existenzberechtigung. Andererseits war diese Mutter für Susanne als Kind nie wirklich präsent gewesen, Susanne hatte emotional eigentlich nie eine Chance gehabt, sie wirklich zu erreichen.[30] Die weitere Arbeit bestand in der Abgrenzung von dieser schwer verwundeten Mutter und dem Aufbau ihrer eigenen Persönlichkeit in einer eigenen Welt.

Ich habe Susannes Geschichte kurz erwähnt, um zu zeigen, *wie entlastend es sein kann, wenn wir einen Menschen in seiner Todessehnsucht ohne Angst begleiten.* Das ist eine große Hilfe für Menschen, die spüren: »Jetzt zieht es mich wieder rüber in eine andere Welt, weil die gegenwärtigen Belastungen und Verletzungen einfach zu heftig sind.« Möglich ist das aber nur, wenn wir die eigenen Wünsche und Sehnsüchte nach der anderen Welt gut kennen und davor nicht zurückzuschrecken. In dieser Situation *nichts ändern wollen, nur spüren und begleiten* – das genügt, und für den »Reisenden« öffnet sich eine neue Welt.

Die Zeugung

Die Samenzelle ist die kleinste, die Eizelle dagegen die größte aller menschlichen Zellen. Lennart Nilsson hat die Vereinigung dieser beiden Urkeimzellen in einem

30 Die Mutter war selbst ein ungewolltes Kind gewesen und litt körperlich und seelisch unter einer Reihe schwerer Traumatisierungen.

eindrücklichen Fotoband dokumentiert. Heute wissen wir, dass sich die Eizelle dauernd dreht und sich die Samenzelle auswählt, von der sie befruchtet werden möchte. Die Samenzellen sind erst wenige Wochen vor der Zeugung entstanden – die Eizelle dagegen ist »uralt«, so alt wie die Mutter selbst: In den ersten drei Monaten ihres Wachstums im Mutterleib begannen sich ihre Ovarien, die Eierstöcke, herauszudifferenzieren, und damit auch die Vorläufer jener Eizellen, aus denen später ihre Kinder entstehen. Mit anderen Worten: Die Vorläufer der Eizellen sind schon im Bauch der Großmutter entstanden und von ihren Emotionen und Lebenserfahrungen geprägt.

Können wir uns an unsere Zeugung erinnern? Wendy McCarty hat in der Geschichte des sechsjährigen Terry berichtet, wie dieser im Kinderspiel seine Zeugung sehr genau inszeniert (Seite 90f.). Und das Baby Angelika hat ihre Mutter im symbolischen Umgang mit den beiden Puppen an ihre frühere Abtreibung erinnert (Seite 91). Karlton Terry (2011) wiederum hat beschrieben, wie ein Kind, das durch eine In-vitro-Fertilisation, eine künstliche Befruchtung, entstanden war, sich in einem aufwühlenden Traum an seine fünf künstlich gezeugten und anschließend tiefgefrorenen Geschwister erinnert.

Auf solche Phänomene konnten wir pränatalen Therapeuten erst stoßen, als wir bereit waren, uns für die spirituelle Dimension des Seelenlebens zu öffnen. Insbesondere William Emerson und Karlton Terry haben sich mit diesem Aspekt der menschlichen Erfahrungen beschäftigt, und sie sind zu der Überzeugung gelangt, dass die Umstände seiner Zeugung die Grundenergie eines Menschen maßgeblich beeinflussen. Anders ausgedrückt: Die emotionale Grundhaltung eines Menschen wird davon beeinflusst, ob er aus Liebe und Hingabe oder Hass und Gewalt entstanden ist. In der Eizelle und in der Samenzelle sind die gesamte Lebenserfahrung und die Lebensenergie der Mutter und des Vaters verborgen, und die Art, wie diese beiden Urkeimzellen einander begegnen und miteinander verschmelzen, bildet die Grundmelodie eines Menschenlebens. Karlton Terry führt spezielle Seminare zu diesem Thema durch: »Sperm Journey«, »Egg Journey«, »Conception« (»Die Reise des Spermiums«, »Die Reise der Eizelle«, »Die Zeugung«); in diesen Seminaren können die Teilnehmer Kontakt aufnehmen mit der Energie des Vaters und der Mutter vor und während der Vereinigung. So kann die Samenzelle von der *Eizelle* voller Dankbarkeit empfangen werden, wie ein Prinz, der gekommen ist, um sie zu erlösen, denn unbefruchtet würde sie bald nach dem Eisprung absterben. Die Zeugung kann von der Eizelle aber auch als Überwältigung, Vergewaltigung oder Zerstörung erlebt und der Samen mit Ekel, Widerwillen und Abwehr aufgenommen werden.

Von der *Samenzelle* kann die Eizelle bei der Zeugung als große Göttin und voller Demut erfahren werden. Vielleicht wird die Zeugung auch als sieghaftes Besitzergreifen, als »Triumph« gefeiert. Die Samenzelle kann die Zeugung aber auch als ein »Verschlungenwerden«, als Verlust der Identität, als Tod oder Vernichtung erleben – denn sie wirft bei der Befruchtung ihre Geißel ab, und das väterliche Genom »überlebt« nur, indem es sich in die Eizelle ergießt.[31]

Die Einnistung

Die Einnistung ist nach Frank Lake ein weiterer großer Übergang im Leben eines Menschen – und eine wichtige Quelle von traumatischen Erfahrungen. Was geschieht in dieser Phase genau? Nach der Vereinigung der beiden Keimzellen wandert die befruchtete Eizelle im Verlauf von sechs Tagen langsam den Eileiter hinunter; sie wird dabei durch Flimmerhaare unterstützt. Da die Zellen sich in dieser Zeit bereits zu teilen beginnen, durch den Eileiter aber nur wenig Nahrung erhalten, ist das kleine Menschenkind – es wird medizinisch »Blastula« genannt – dringend auf Nahrungszufuhr durch die Gebärmutterschleimhaut angewiesen. Wenn es am siebten Tag nach der Befruchtung in die Gebärmutter »fällt«, muss es sich rasch entscheiden, ob es bei diesen Eltern bleiben möchte, und das heißt, ob es bereit ist, in die Schleimhaut der Gebärmutter hineinzuwachsen. Hat es sich entschieden zu bleiben, dann »verschwindet« es bald in der blutreichen Gebärmutterschleimhaut, die sich in den beiden Wochen vor der Befruchtung aufgebaut hat, es »verschmilzt« vollkommen mit ihr. Innerhalb von vierzehn Tagen bilden sich die Organe heraus, und schon drei Wochen nach der Befruchtung beginnt das Herz des Babys zu schlagen. In dieser Zeit hat sich auch die Nabelschnur gebildet, so dass das Baby nun mit dem Blutkreislauf der Mutter direkt verbunden ist und von ihr ernährt werden kann. Unmittelbar nach der Einnistung gibt das kleine Menschenwesen ein Hormon ab, das der Gebärmutterschleimhaut signalisiert, dass sie bei der nächsten Regelblutung nicht abgebaut, sondern im Gegenteil noch stärker aufgebaut werden soll. Zu diesem Zeitpunkt kann eine Frau den Beginn der Schwangerschaft feststellen.

Fühlt sich die Seele eines Babys durch einen zu schwierigen Übergang aus der geistigen Welt oder aufgrund allzu heftiger seelischer Verletzungen der Eltern je-

---

31 Siehe die beiden Skripte von Karlton Terry 2002: *The Sperm Journey. Five Biological Stages and some Psychological Correlates* und 2005: *The Egg Journey.* Dabei bezieht er sich auf Forschungen von William Emerson: *Preconception Stage Manual.*

doch überfordert, dann kann es sein, dass es sich entscheidet, wieder zu »gehen« und nicht bei diesen Eltern zu bleiben. Bei der nächsten Blutung wird es ausgeschwemmt, ohne dass die Mutter etwas bemerkt. Das klingt harmlos, aber wenn man bedenkt, dass, wie Emerson vermutet, mehr als 50 Prozent der befruchteten Eizellen den Körper der Mutter zu diesem Zeitpunkt wieder verlassen, dann liegt die Überlegung nahe, dass das Werden eines Menschenkindes oft vom Tod überschattet ist.[32]

Die Entdeckung der Schwangerschaft durch die Eltern

Im Allgemeinen entdeckt eine Frau etwa vierzehn Tage nach der Befruchtung, dass ihr Körper sich zu verändern beginnt. Wenn dann ihre Regelblutung ausbleibt, weiß sie mit ziemlicher Sicherheit, dass sie schwanger ist. Die Entdeckung kann sich um Tage oder Wochen verzögern, wenn die Frau krank ist oder die Schwangerschaft aus irgendeinem Grund nicht wahrhaben will.

Durch die emotionale Reaktion der Eltern bei der Entdeckung der Schwangerschaft wird die emotionale Prägung des Kindes weiter ausdifferenziert und vertieft. Die Gefühle der Eltern sind naturgemäß sehr unterschiedlich: Die einen empfinden große Freude und sind tief berührt von der Tatsache, dass sie ein Kind bekommen, das sie sich vielleicht schon lange gewünscht und ersehnt haben; die anderen erschrecken bei dem Gedanken, ein Kind zu bekommen, sie wissen noch gar nicht, ob sie es überhaupt wollen; wieder andere erwägen eine Abtreibung, und manche verfallen geradezu in einen Schockzustand.

In diesem Zusammenhang möchte ich noch einmal darauf hinweisen, dass heute weltweit etwa jedes vierte Baby abgetrieben wird; jährlich sind das rund

32 Ein ganz wichtiger Hinweis auf traumatische Erfahrungen während der frühen Schwangerschaft ist die Körpersprache eines Menschen. Immer dann, wenn jemand während der Behandlung vom Körperempfinden her nicht mehr in der Lage ist, einzelne Organe wahrzunehmen, sondern im ganzen Körper eine rasende Unruhe und undifferenzierte Schmerzen empfindet, begleitet von heftigen Angstgefühlen, dann weiß ich, dass er oder sie in die ersten vierzehn Tage der Schwangerschaft regrediert ist. William Emerson hat dazu sehr genaue Beobachtungen gemacht: Eine häufige Berührung mit der flachen Hand auf dem Kopf ist ein Hinweis auf eine traumatische Zeugungsgeschichte; wenn Menschen die Stirn auf der Unterlage so hin- und herbewegen, als wollten sie sich eingraben, sind sie auf die Zeit der Einnistung in die Gebärmutterschleimhaut regrediert; wenn sie immer wieder mit den Fingern das Brustbein berühren, dann ist dies ein Hinweis auf eine traumatische Situation bei der Entdeckung der Schwangerschaft durch die Eltern.

45 Millionen Abtreibungen.[33] Was sagt uns diese Zahl? Ich stelle eine andere statistisch erhobene Zahl daneben: In der westlichen Welt begehen nach Aussage meiner Schweizer Psychiaterkollegen etwa 2,5 Prozent der Bevölkerung Selbstmord, eine Suizidrate, die mit etwa 30 Prozent depressiven Verstimmungen in der Gesamtbevölkerung verbunden ist. Die Selbstmordrate ist also nur die Spitze des Eisberges. Entsprechend ist auch die Zahl der ungewollten Kinder um ein Vielfaches höher als die Zahl der tatsächlichen Abtreibungen. Eine Schwangerschaft, die Erwartung eines Kindes, löst bei vielen Eltern negative Gefühle aus, sie lehnen das entstehende Kind ab, in unterschiedlich hohem Ausmaß. William Emerson schätzt, dass die Hälfte aller Kinder ungewollt ist. Aber Eltern, die sich bei der Aussicht auf ein Kind mit negativen Gefühlen auseinandersetzen und sich damit beschäftigen müssen, ob sie es abtreiben sollen oder nicht, sind im Allgemeinen *selbst* solchen Erfahrungen am Anfang ihres Lebens ausgesetzt gewesen. Sie wiederholen nur, was sie selbst erlitten haben.

Beim Ausbleiben der Regelblutung weiß eine Mutter mental, das heißt bewusst, dass sie schwanger ist. Ich persönlich glaube jedoch, dass der Körper der Mutter und auch der Körper des Vaters es schon früher »wissen«. So habe ich bei der Zeugung meiner beiden Kinder gespürt, jetzt ist ein Kind entstanden. Andere Eltern spüren intuitiv vielleicht schon vor der Zeugung, dass eine Kinderseele da ist und zu ihnen kommen will. Das ist freilich nur möglich, wenn Menschen fähig sind, sich auch nach innen zu richten, wenn sie auf ihre Gefühle achten und sich auf die Signale ihres Körpers verlassen können.

Manche Menschen wünschen sich unbedingt ein Kind, *aber die Frau wird nicht schwanger*. Als Körperpsychotherapeut nehme ich an, dass das Paar neben dem bewussten Wunsch, ein Kind zu bekommen, die Schwangerschaft und die Existenz eines Kindes unbewusst auch ablehnt. Gelingt es einem solchen Paar, sich mit seinen unbewussten Gefühlen und Einstellungen auseinanderzusetzen, dann besteht – meist mit Hilfe einer dafür ausgebildeten Fachperson – eine gute Chance, ein Kind zu bekommen. Das ist möglich, wenn sich jeder von beiden seiner eigenen verletzten Seite stellt und die entsprechenden Gefühle zulässt.

Wieder eine andere Situation liegt vor, wenn ein Paar sich ein Kind wünscht, aber schon einmal oder mehrere Male *ein Kind verloren* hat. Die Ärzte verschreiben den Frauen dann häufig Beruhigungsmittel, die ihre Ängste auflösen und sie in einen entspannten Zustand versetzen sollen. Eine Frau in dieser Situation sollte

33 Siehe meine Weiterbildung »Erfahrung aus Schwangerschaft und Geburt als Quelle von Heilung«, *Skript III: Schwangerschaft* auf meiner Website: www.franz-renggli.ch. Siehe auch Fußnote 29.

aber möglichst, wenn überhaupt, nur für kurze Zeit Beruhigungsmittel nehmen und sich, gemeinsam mit ihrem Partner, vor allem mit ihrer Trauer und den damit verbundenen eigenen frühen verletzten Empfindungen auseinandersetzen. *Das Baby darf weder »herbeigezwungen« noch zum Bleiben »gedrängt« werden.* Es ist das Recht des Kindes, seine Eltern auch wieder zu verlassen, wenn es das will.[34]

Aus meiner Arbeit mit Menschen, die ein solches Schicksal haben, weiß ich, dass ihr Leben häufig von Unsicherheit und Orientierungslosigkeit geprägt ist. Als Kinder wissen sie nicht: Ist das jetzt mein Wunsch oder der Wunsch meiner Eltern? Als Erwachsene sind sie oft unsicher: Ist das mein Wunsch oder der meines Partners bzw. meiner Partnerin? Dahinter steht eine Erfahrung, die den Ursprung ihres Lebens geprägt hat, die Frage: Will ich hier bei diesen Eltern bleiben, oder möchte ich lieber gehen? Oder, anders formuliert: Muss ich hierbleiben, weil meine Eltern es wollen, oder darf ich auch gehen? Diese Unsicherheit legt sich wie ein Schatten über ihr ganzes Leben.

Dasselbe gilt aus meiner Sicht für eine *künstliche Befruchtung*. Wenn ein Paar sich ein Kind wünscht, aber nicht schwanger wird, dann weist sein Unbewusstes darauf hin, dass es zu dem gegebenen Zeitpunkt nicht schwanger werden will und auch nicht schwanger werden kann. Sofern nicht eine ernsthafte Erkrankung bei einem der Partner vorliegt, sollte das Paar sich zunächst mit seiner Beziehung und mit den Traumatisierungen auseinandersetzen, die jeder von ihnen mit sich trägt.

Es versteht sich wahrscheinlich von selbst, dass ich vor diesem Hintergrund die Forschung mit *embryonalen Stammzellen* ablehne. Ja, wenn ich mir vergegenwärtige, wie in den Laboren mit der befruchteten Eizelle, die für mich bereits ein wenn auch winziges Menschenwesen ist, experimentiert wird, dann erscheint mir das als geradezu verbrecherisch.

Der Verlust eines Zwillings

Wenn Menschen an den Lebensanfang zurück begleitet werden, so erfahren wir Therapeuten häufig von einem Seelenbegleiter, welcher zu Beginn des Lebens die

34 Siehe in diesem Zusammenhang die beiden Bücher von Ute Auhagen-Stephanos zur Unterstützung einer Mutter und einer künstlichen Befruchtung, damit ihr Baby bei ihr bleiben kann: *Damit mein Baby bleibt. Zwiesprache mit dem Baby von Anfang an.* Kösel, München. *Der Mutter-Embryo-Dialog. Fruchtbarkeut und Unfruchtbarkeit im Spiegel der Psychotherapie.* Psychosozial-Verlag, Gießen, 2017.

betreffende Person aus der geistigen Welt durch die ersten Anfänge der Schwangerschaft begleitet. Meistens sind die Menschen von diesem Phänomen völlig überrascht, sie haben noch nie davon gehört oder irgendeine Erfahrung in diese Richtung gemacht.

Von diesem beobachtbaren Phänomen sind auch wir pränatale Therapeuten vor ein paar Jahrzehnten überrascht worden und haben im Laufe unserer Erfahrungen versucht, Erklärungen dafür zu finden. So habe ich dargestellt, wie stark der Lebensanfang häufig von Todeserleben überschattet wird – der Leser erinnert sich an die starke Ambivalenz vieler Eltern, wenn sich ein Kind ankündigt (siehe »Die Trennung aus der geistigen Welt«, Seite 92 u. 98f.). Aus diesem Grunde kommen Menschen möglicherweise mit einem Seelenbegleiter aus der geistigen Welt, welcher uns so lange begleitet, bis wir uns auf unser neues Leben in dieser Welt wirklich einlassen können, und uns entschieden haben, bei diesen Eltern zu bleiben. Dann aber verlässt er uns wieder, um in die geistige Welt zurückzukehren. Wir nennen solche Begleiter am Lebensanfang den »verlorenen Zwilling«.[35]

William Emerson vermutet, dass 80 Prozent der Menschen mit einem solchen Seelenbegleiter aus der geistigen Welt herüberkommen. Und Barbara Schlochow, eine Expertin auf diesem Gebiet, die ein wunderbares Buch dazu geschrieben hat, *Gesucht: Mein verlorener Zwilling*, meint, dass *alle* Menschen mit einem Zwilling die diesseitige Welt betreten.

Sind das alles nur Spekulationen von uns Pränataltherapeuten? Sehen wir uns dazu zunächst ein paar Fakten an: Auf etwa hundert Geburten kommt ein Zwillingspaar. Bei der ersten Ultraschalluntersuchung (in der 9. bis 12. Woche) stellen die Gynäkologen bei etwa 10 bis 15 Prozent der Schwangerschaften einen Zwilling fest. Da sie aus Erfahrung wissen, dass einer der Zwillinge meist wieder geht, sagen sie der Mutter zunächst einmal nichts. Erst bei der zweiten Untersuchung (in der 19. bis 23. Woche) deuten sie an, es könnte vielleicht zwei Kinder geben. Die erste Ultraschalluntersuchung findet jedoch zu einem Zeitpunkt statt, zu dem sich der Zwilling meist schon wieder verabschiedet hat. Die Mutter spürt von diesem Verlust selten etwas. Geht der Zwilling jedoch erst im 2. oder 3. Monat, kann sie unter Umständen eine leichte Blutung haben, oft begleitet von der Angst, sie könnte ihr Baby verloren haben; später stellt sie dann fest, dass sie immer noch schwanger ist. Diese Ultraschallbilder zeigen, dass der Zwilling kein Phantom ist, sondern tatsächlich existiert. Und bei der Geburt wird an der Pla-

35 Dazu hat es im Oktober 2017 einen Online-Kongress gegeben: *Der verlorene Zwilling*, organisiert von Ira Hauptmann, www.kongress-verlorenerzwilling.com; siehe auch: www.alleingeborenezwillinge.de.

zenta manchmal eine zweite, kleinere Nabelschnur festgestellt – Überreste des verstorbenen Zwillings.

Wir Pränataltherapeuten stellen dabei fest, dass zu diesem Zwilling eine große Verbundenheit und Liebe besteht, die oft größer ist als die Liebe zu den Eltern. Entsprechend groß, ja überwältigend, ist die Trauer oder das Entsetzen, wenn das Baby – und später der Erwachsene im Verlauf seiner »Reise« zu seinem Lebensanfang – entdeckt, dass der Zwilling sich verabschiedet, langsam kleiner, unscheinbarer, unerreichbarer wird und schließlich stirbt. In dem Film *Titanic* ist dieses langsame Verschwinden und Wegtauchen in einem wunderschönen Bild dargestellt: Da ist zuerst die große, romantische Liebe auf dem Ozeandampfer, und am Schluss, nach der großen Katastrophe, hilft der junge Mann seiner Geliebten, in dem eisigen Wasser ein Brett zu finden, um dann selber sterbend in die Tiefe abzusinken. Dieses Bild des allmählichen Abtauchens, des Hinabgezogenwerdens, ist typisch für den verlorenen Zwilling. Verbunden ist dieser Verlust mit einer unendlichen Trauer, ja Verzweiflung, eventuell auch mit einer »Überlebensschuld«.

Wenn Menschen dazu neigen, in Liebesbeziehungen einen Menschen zu suchen, der so ist wie sie, und in ihrer Sehnsucht nach Liebe und Verbundenheit immer wieder enttäuscht werden, dann könnte darin eine alte Trauer um den verlorenen Zwilling verborgen sein. Die Partner sind durch solche Wünsche stets überfordert. Deshalb ist es hilfreich, wenn wir uns der Trauer um den verlorenen ersten Liebespartner stellen und sie noch einmal bewusst erfahren und durchleben können. Im Mythos von Isis und Osiris, dem berühmten ägyptischen Götterpaar, könnte die Trauer und die Sehnsucht nach dem verlorenen Zwilling einen Ausdruck gefunden haben. Nach ägyptischer Vorstellung haben Isis und Osiris sich schon im Mutterleib geliebt, aber Osiris wird früh getötet, bevor er seine männliche Kraft entfalten kann, und Isis ist ein Leben lang auf der Suche nach dem Geliebten.

Auch in meinen Seminaren ist die Trauer um den verlorenen Zwilling immer wieder ein Thema. Ich erzähle zunächst die Geschichte von Pierre.

Pierre

Pierre wurde von seinem Heilpraktiker, der meine Arbeit gut kennt, auf mein Seminar aufmerksam gemacht. Er ist darauf vorbereitet, dass er sich wahrscheinlich auf einen schwierigen Prozess einlässt, in dem heftige Gefühle hochkommen. Pierre ist ein erfolgreicher Geschäftsmann, er ist ein leidenschaftlicher Pistolenschütze, und er lebt seit vielen Jahren in einer innigen Beziehung zu seiner Frau. Er ist etwa 1,90 Meter groß und etwas korpulent – eine imposante Erscheinung, die man nicht so leicht übersieht. Er hat eine fröhliche Ausstrahlung und ist immer auf Achse. In das Seminar ist er zusammen mit seiner Frau gekommen.

Pierres Leben ist durch seine große innere Unruhe gekennzeichnet, sein permanentes Getriebensein. Immerhin gelingt es ihm, wenn er ein warmes Bad nimmt oder Musik hört, völlig abzuschalten. Dann spürt er in seinem Körper Wärme, Ruhe, Entspannung und Offenheit und eine wohltuende Langsamkeit. Pierre ist unsicher, was er hier in meinem Seminar eigentlich will, er hat keine besonderen Erwartungen oder Vorstellungen. Er berichtet Folgendes: Als er fünf oder sechs Jahre alt war, habe er einen »Gnom aus Licht« gesehen, der Todesängste in ihm geweckt habe. Dieser Gnom habe ihn vernichten wollen. Er habe deswegen sogar manchmal seine Schlafzimmertür verriegelt. Vielleicht habe es damit zu tun, dass er keine Toten sehen könne, nicht einmal seinen geliebten Kater habe er anschauen können, als er tot war. Falls er, Pierre, sterben sollte, müssten entweder seine Eltern oder seine Frau bei ihm sein – die Vorstellung zu sterben ist deutlich von Angst begleitet. Schließlich kommt er auf seine Geburt zu sprechen: da sei »noch eine befruchtete Eizelle gewesen, die mit rauskam«, und seine Mutter sei damals fast verblutet. Pierre erzählt das alles ziemlich ruhig und gelassen.

In der Gruppe taucht nun die naheliegende Fantasie auf: Diese »befruchtete Eizelle« war ein abgestorbener Zwilling, mit dem Pierre sechs bis sieben Monate lang in der Gebärmutter zusammengelebt hat.[36] Eine Frau in der Gruppe reagiert auf Pierres Erzählung mit einem riesigen Aufruhr an Gefühlen, verbunden mit Herzrasen. Sie sagt, sie habe das Bedürfnis, näher bei Pierre zu sitzen, der sich in der Zwischenzeit auf einen Futon gelegt hat; er willigt gerne ein. Die Frau fühlt sich magnetisch von ihm angezogen, und schließlich liegt sie in seinen Armen, dicht an seinen Körper angekuschelt. Offenbar hat sie die Rolle des verlorenen Zwillings angenommen. Pierre wird nun von einer so heftigen Trauer überwältigt, wie er sie in seinem bisherigen Leben noch nie erlebt hat. Er verliert vollkommen die Fassung und die Kontrolle. Für die Gruppe ist all das am Rande des Erträglichen.

Ich selbst empfinde eine große Scheu, als ich ihn vorsichtig frage, ob ich mich neben ihn setzen dürfe; hin und wieder getraue ich mich, ihn kurz an der Schulter

36 Meistens löst sich der abgestorbene Zwilling völlig auf, nur in ganz seltenen Fällen bleibt er als leblose Hülle bis zum Ende der Schwangerschaft bestehen, was in der medizinischen Fachsprache als Fetus papyraceus bezeichnet wird. Zur Angst des überlebenden vor dem sich auflösenden Zwilling am Lebensanfang siehe auch das Buch von Luc Nicon (2011).

zu berühren. Meine Mitarbeiterin, Felicitas von Woyna, hat sich an seine Füße gesetzt; sie hält nun die Füße von beiden, Pierres Füße und die seiner »Zwillingsschwester«. Während Pierre so die Verbundenheit mit seinem Zwilling erlebt, wechseln seine Gefühle zwischen heftiger, ja maßloser Trauer und Erschütterung und einer Innigkeit, die kaum beschreibbar ist. So genießt es Pierre zum Beispiel, den Duft seiner »Zwillingsschwester« einzuatmen.

Bald jedoch beginnt ein Prozess des Sterbens. Pierres »Zwillingsschwester« nimmt das Sterben zuerst als ein Kältegefühl in den Beinen wahr. Felicitas und ich haben den Wunsch, die innige Verbindung zwischen den beiden möge wenigstens noch für eine kleine Weile bestehen bleiben, damit Pierre das Gefühl, eine lebende Zwillingsschwester zu haben, auch wirklich aufnehmen und in seinem Körper verankern kann. Deshalb massiert Felicitas jetzt ihre Beine, um sie zum Bleiben, zum Leben zu bewegen. Vergeblich. Pierres »Zwilling« spürt immer deutlicher einen Sog nach unten, es zieht sie weg, und dieses Körpergefühl ist mit einer tiefen Trauer verbunden. Die »Zwillingsschwester« spürt: »Ich werde immer kleiner – er wird immer größer.« Felicitas hat den Einfall, sie könnte sich, bevor sie geht, von ihrem »Zwillingsbruder« verabschieden, etwa mit den Worten: »Ich werde immer bei dir sein, ich bin ein Teil von dir.«

Pierre wird jetzt vom Schmerz fast zerrissen. Er vibriert, zuckt und zittert am ganzen Körper. Es ist schwer, das alles nur als Außenstehender zu erleben, nur Zeuge dieses Gefühlsaufruhrs zu sein – und so möchte seine Frau ihn in den Arm nehmen, sie möchte ihn ganz fest halten und ihn trösten. Da ich weiß, dass dieser Impuls Pierre jetzt nicht helfen kann, sage ich zu ihr, sie solle versuchen, einfach präsent zu bleiben, ihm vielleicht behutsam die Schultern halten, ansonsten aber einfach nur da sein. Ihn in seinem Schmerz und seiner Verzweiflung begleiten.

Während der gesamten Sitzung und besonders jetzt, während Pierres Zwillingsschwester langsam weggeht, sind wir alle tief betroffen. Ganz allmählich kann er sich entspannen. Nach einiger Zeit sagt er, jetzt habe er keine Angst mehr vor dem Sterben, ja, eigentlich freue er sich darauf, denn er werde ja seiner »Zwillingsschwester« wiederbegegnen. Er möchte, dass wir ihn loslassen, damit er seinen Körper alleine spüren kann. Seine Verzweiflung ist einer Heiterkeit gewichen.

Im Anschluss an diese Arbeit machen wir eine Feedback-Runde, in der alle Teilnehmer der Gruppe mitteilen können, was dieser Prozess bei ihnen ausgelöst hat. Ich selbst lese zum Schluss aus Rilkes *Engelliedern* vor.

> Ich ließ meinen Engel lange nicht los,
> und er verarmte mir in den Armen

und wurde klein, und ich wurde groß:
und auf einmal war ich das Erbarmen,
und er eine zitternde Bitte bloß.

Da hab ich ihm seine Himmel gegeben, –
und er ließ mir das Nahe, daraus er entschwand;
er lernte das Schweben, ich lernte das Leben,
und wir haben langsam einander erkannt ...

Seit mich mein Engel nicht mehr bewacht,
kann er frei seine Flügel entfalten
und die Stille der Sterne durchspalten, –
denn er muss meiner einsamen Nacht
nicht mehr die ängstlichen Hände halten –
seit mich mein Engel nicht mehr bewacht.

Einige Zeit später rufe ich Pierre an und frage ihn, wie es ihm nach dem Seminar ergangen sei. Er erzählt, diese Arbeit habe ihn tief berührt, und er sei überglücklich nach Hause gefahren. Seither steige zwar immer wieder einmal eine tiefe Trauer in ihm hoch, aber die Angst vor dem Sterben habe er für immer verloren.

Zum Schluss möchte ich das Wesentliche an Pierres Geschichte zusammenfassen: Das Dramatische daran war sein Nicht-Wissen, die Tatsache, dass er von der Existenz eines Zwillings am Anfang seines Lebens überhaupt nichts wusste. Im Alltag gespürt hatte er nur seine überwältigende Todesangst. Erst als eine Frau aus der Gruppe sich wie magnetisch von ihm angezogen fühlte und intensiv seine unmittelbare Nähe suchte, wurde seine Zwillingsgeschichte für ihn erfahrbar. Felicitas und ich haben alles versucht, um diese Zwillingsschwester »am Leben zu erhalten«, damit Pierre die liebevolle Verbundenheit mit ihr als etwas Heilendes wirklich aufnehmen und auch körperlich verankern konnte. Dennoch ließ sich das Absterben des Zwillings nicht aufhalten, und so musste Pierre zum ersten Mal in seinem Leben die leidvolle Phase des Loslassens und Abschiednehmens tief durchleben. Und gerade diese Erfahrung befreite ihn von seiner Todesangst.

Eva

Auch Eva wusste nichts von ihrem Zwilling. Als sie in mein Seminar kommt, ist sie Mitte dreißig und Mutter von zwei Kindern. Sie hat eine ausgesprochen liebevolle Ausstrahlung. Meine Hilfe sucht sie, weil sie sich selbst als ein »Mangelwesen« erlebt; sie sagt, sie sei schlecht »ernährt« worden. Sie leidet unter häufiger Übelkeit und Herzrasen, ausgelöst durch diffuse Ängste. Evas Mutter musste während der Schwangerschaft häufig liegen, sie befürchtete ständig, ihr Baby zu verlieren.

Als ich Eva nach ihren Ressourcen frage, erinnert sie sich an ihre Aufenthalte am Meer. Dort habe sie ein tiefes Gefühl der Verbundenheit mit allem, der Ruhe und des Friedens. Dabei spürt sie, wie sich ihre Brust dehnt und weitet, die sich sonst wegen ihrer häufig auftretenden Ängste eng und verschlossen anfühlt. Wohl fühlt sich Eva auch in ihrer Familie, mit ihren beiden Kindern und ihrem Mann; manchmal empfindet sie eine Freude wie ein Kind.

Ich frage Eva nach dem Thema, dem sie sich näher zuwenden möchte. Sie sagt: »Ich wünsche mir ganz viel Geborgenheit.« Sie möchte ankommen und gehalten werden. Das »unterernährte« Kind in ihr sehnt sich danach, ankommen zu dürfen, Raum zu haben, da sein zu dürfen und gehört zu werden. Wie wir erfahren, hat Eva eine solche zärtliche, körperliche Zuwendung bei ihren Eltern kaum erleben dürfen, und auch die Beziehung der Eltern zueinander war eher kühl und distanziert. Ich bemerke, nach meinem Gefühl spreche sie über die Erfahrungen einer Seele, die aus der geistigen Welt herübergekommen ist und darauf wartet, auf der Erde mit Liebe empfangen zu werden. Bei Eva weckt diese Bemerkung eine große Angst und die Tendenz zu fliehen, sie spürt Herzrasen und Übelkeit – wie es ihr aus dem Alltag bestens bekannt ist. Dann sagt sie noch einmal: »Ich sehne mich ganz stark nach dieser heilenden Geborgenheit«, und zugleich spürt sie auch einen Widerstand dagegen – als ob sie dadurch ihre Herkunftsfamilie, ihre Eltern, verraten würde.

Ich frage Eva, was sie jetzt brauchen könnte, weise sie aber gleich darauf hin, dass sie das, was sie ausprobieren möchte, jederzeit auch wieder lassen könne, wenn sie spüre, dass es ihr zu viel ist. Mit dieser »Rückversicherung« möchte Eva probieren, sich auf den Futon in der Mitte des Raumes zu legen, meine Mitarbeiterin Felicitas soll ihren Kopf halten. Nachdem sie eine Weile in ihren Körper hineingespürt hat, sagt sie, ihr Herzrasen und die Übelkeit seien jetzt verschwunden. Ich selbst habe den Impuls, Felicitas zu unterstützen. Eva möchte jedoch, dass eine starke Mutter am Rücken von Felicitas sitzt, die sie festhält und ihr Geborgenheit gibt und an die sie sich ganz anlehnen darf. Eine ältere, sehr mütterlich wirkende Frau brennt geradezu darauf, diese Rolle einer »Großen Mutter« zu übernehmen. Und Evas Kopf liegt geborgen in Felicitas' Schoß, die allmählich in die Rolle von Evas Mutter hineingewachsen ist.

In dieser Situation fühlt sich Eva vollkommen entlastet, was deutlich an ihrem kräftigeren Atem wahrzunehmen ist. Doch sie wird auch immer wieder von Wellen der Trauer heimgesucht – zuerst weint sie nur leise, dann geht dieses Weinen allmählich in ein lautes, verzweifeltes Schluchzen über; es ist, als ob Eva ein altes Gefühl, das sie ein Leben lang begleitet hat, hier im geborgenen Raum der Gruppe endlich zulassen dürfe. Felicitas als Evas Mutter spürt nun, wie sie Angst hat, ihr Baby zu verlieren, ihre Beine und ihr Becken beginnen heftig zu zittern. Und Eva selbst hat ein Gefühl von Todesnähe – ein Gefühl, das sie nur mit der Unterstützung der »Großen Mutter« im Hintergrund hochkommen lassen kann.

Ich spüre eine immer stärkere innere Verbindung zu Eva, mir sind die Ängste, die sie durchlebt, sehr vertraut. Aus dieser inneren Verbundenheit heraus sage ich zu ihr, *dass sie hier dem Tod begegnen dürfe*, denn ihre »Mutter«, Felicitas, sei gut beschützt. Ich vermute, dass Eva während ihrer Schwangerschaft immer wieder auf dem Sprung gewesen ist zu gehen. Dagegen fühlt Felicitas als Evas »Mutter« jetzt deutlich, dass sie unbedingt ein Kind möchte.

Nun spürt Eva jemanden in ihrem Rücken, der sie wegzieht. Ich frage sie, ob sie sich jemanden vorstellen könne, der an ihrem Rücken sitzen würde, um sie zu halten und zu beschützen. An dieser Stelle meldet sich Helena, die sich, wie sie sagt, schon seit einer ganzen Weile fast magisch zu Eva hingezogen fühlt. Mit Helena an ihrem Rücken spürt Eva nach einiger Zeit eine »Zwillingsseele«, die mit ihr zusammen aus der anderen Welt herübergekommen ist.[37] Jetzt legt sich Helena ganz nahe an Evas Rücken, und Eva sagt, die Beziehung zu Helena, ihrem »Zwilling« sei für sie wichtiger als die zu ihrer Mutter! Wieder wird sie von Weinen erschüttert, ihr ganzer Körper beginnt zu beben.

An dieser Stelle erleben wir einen markanten Unterschied zu Pierres Geschichte. Kaum hat Eva ihren Zwilling gespürt, befürchtet sie: »Meine Zwillingsschwester ist wieder gegangen, und ich musste bleiben!« Während Pierre zunächst das tiefe Erstaunen über die Existenz seiner Zwillingsseele und dann eine innige Verbundenheit mit ihr erlebt, scheint Eva auf einer tieferen Ebene ihres Bewusstseins von der Existenz ihres Zwillings bereits »gewusst« zu haben. Für

---

37 In Situationen, in denen sich ein anderes Gruppenmitglied wie magisch von der an ihren Lebensanfang reisenden Person angezogen fühlt, vermute ich aufgrund meiner Erfahrung, dass es sich um ein Zwillingsphänomen handeln könnte. Ich tausche mich darüber mit meiner Mitarbeiterin aus; wenn sie dieselbe Fantasie hat und meine Vorstellung bestätigt, teilen wir dies der »reisenden« Person behutsam mit und warten, wie sich der Prozess weiterentwickelt.

Körper gespeicherten, das heißt unbewussten Erinnerungen können sich später hin zur Bewusstheit entwickeln. Das »menschlich-biologische« Bewusstsein beginnt mit der Zeugung und endet mit dem Tod.

Neben dieser »biologisch-menschlichen« beschreibt Wendy McCarty die »transzendente« Perspektive. Betrachten wir das Baby aus dieser Perspektive, dann nehmen wir auch die spirituelle Dimension der Seele wahr, unser »höheres Selbst«, unseren »Geist«, der sich aus der jenseitigen geistigen Welt, und das heißt vom Ursprung, von der Quelle, gelöst hat. Diese Seele des Kindes ist von Liebe und Mitgefühl für seine Eltern erfüllt, die es nicht nur mit seinen Sinnesorganen wahrnimmt, sondern aufgrund seines »höheren Wissens« erkennt. Die Seele weiß und spürt alles, was die Eltern erfüllt. Sie existiert schon vor der Zeugung und kehrt nach dem Tod in die geistige Welt, in ihre »Heimat« zurück.

Durch ihre praktischen Erfahrungen mit Babys und Kleinkindern und ihre daran anknüpfenden theoretischen Überlegungen ist Wendy McCarty zu folgendem Schluss gelangt: Nur wenn wir ein Baby und auch den erwachsenen Menschen von beiden Perspektiven her betrachten – von der »biologisch-menschlichen« und von der »transzendenten«, spirituellen Perspektive her –, sind wir in der Lage, sein wahres Wesen zu erkennen. Nur dann können wir im Sinne Ken Wilbers von einem »integralen Selbst« oder »integralen Bewusstsein« sprechen. Das spirituelle Selbst ist der Ausdruck des primären, »transzendenten Selbst«, was wir in der Alltagssprache als Seele bezeichnen.

Ich möchte das, was ich bisher dargelegt habe, mit zwei Geschichten illustrieren. Das erste Beispiel stammt von Wendy McCarty selbst: Der sechsjährige *Terry* kommt in ihre Praxis, weil er Schwierigkeiten in der Schule hat. Er ist nahezu außerstande, eine vom Lehrer gestellte Aufgabe zu erfüllen, er probiert es nicht einmal, selbst wenn er die Fähigkeit dazu besitzt. Wendy bemerkt dazu, irgendein Problem mit dem Beginnen müsse darin verborgen sein.

Terry kommt gemeinsam mit seinen Eltern zur ersten Therapiestunde. Bald hat er die Idee zu folgendem Spiel: Er setzt Wendy und seine Mutter hinter einen Futon, der als »Festung« dient, während sein Vater auf allen vieren ein Pferd spielen muss, auf dessen Rücken er diese Festung erobert und zerstört – bis alle Erwachsenen schließlich übereinanderpurzeln. Er liebt dieses Spiel so sehr, dass er es dauernd wiederholen will, und beim letzten Mal triumphiert er: »Ready or not, here we are!« (»Bereit oder nicht, jetzt kommen wir!«)

Wendy McCarty fragt die Eltern daraufhin nach den genauen Umständen der Zeugung, und sie erzählen etwas scheu, Terrys Mutter habe damals ein Diaphragma zur Empfängnisverhütung benutzt, weil sie eigentlich gar nicht schwanger werden wollte. Als Wendy die Eltern nun fragt, welche Gefühle sie denn gehabt sie scheint ihr eigenes »Bleibenmüssen« und die Trauer über den frühen Verlust ihrer Zwillingsseele im Vordergrund zu stehen.

Ich erkläre Eva, die meisten Menschen kämen mit einem Zwilling aus der anderen Welt herüber, und erst wenn eine von den Zwillingsseelen sich entschieden habe, auf der Erde zu bleiben, verabschiede sich die andere. Dann füge ich hinzu, Eva müsse in dieser Sitzung nicht von ihrer Zwillingsschwester Abschied nehmen, denn sie trage sie ja in sich. Aber heute dürfe sie *wirklich spüren*, wie gut und geborgen sich das anfühlt, die Zwillingsschwester an der Seite zu haben. Dann erkundige ich mich bei Helena, wie es ihr geht. Und Helena spürt nichts von Weggehen-Wollen oder einem Weggezogen-Werden – sie fühlt sich ungebrochen zu Eva hingezogen, an die sie sich eng angeschmiegt hat.

Als Eva spürt, dass ihre Zwillingsschwester weiterhin da ist, nimmt ihre Angst deutlich ab. Sie kann sich immer besser entspannen und beruhigen, was an ihren tiefen Atemzügen zu hören ist. Und so frage ich sie schließlich, ob sie sich vorstellen könne, einen noch direkteren Kontakt mit ihrer »Zwillingsseele« aufzunehmen und etwa ihren Kopf an deren Brust zu legen. Als Eva das ausprobiert, entwickelt sich allmählich eine innige Nähe zwischen den beiden Frauen. Schließlich sagt Eva: »Ich habe beide so fest gebraucht, meine Mama und meine Zwillingsschwester.« Felicitas als Evas »Mutter« strahlt richtig. Sie sagt: »Ich freue mich, bis du geboren bist und ich dich in den Armen halten kann.«

Jetzt hat Eva nicht mehr das Gefühl, bleiben zu *müssen*, jetzt freut sie sich darauf, geboren zu werden. Ihre Kinderträume fallen ihr ein: Sie träumte oft, dass ihre »Zwillingsschwester« sie besuchte, und doch wusste sie im Traum, dass diese gar nicht am Leben war. Diese Träume waren für Eva sehr verwirrend, sie konnte sie nicht verstehen und traute sich nicht, mit irgendjemandem darüber zu sprechen. Jetzt ist ihr deren Bedeutung völlig klar.

Das Erleben eines Babys während der Schwangerschaft

Was ist wichtig für ein Baby während der Schwangerschaft? Alles, was wir Pränatalpsychologen und Pränatalpsychotherapeuten darüber wissen, haben wir in der Arbeit mit Erwachsenen und Babys erfahren. Und nach unserer Erkenntnis kommt die Seele eines Babys mit einer großen inneren Verbundenheit und Liebe zu ihren neuen Eltern, ja, sie ist vielleicht in Sorge um sie, sie spürt ihre Nöte und Ängste und möchte sie unterstützen. Entsprechend möchte auch das Baby auf dieser Welt mit Wärme und Geborgenheit wahrgenommen und willkommen geheißen werden. Die Eltern können ihm diese Wärme und Geborgenheit geben, wenn sie selbst – trotz aller Belastungen, die Beruf und Alltag mit sich bringen – innere Ruhe erleben können, gut in ihrem Körper und in ihren Gefühlen verankert sind und sich immer wieder Zeit nehmen, ihre gegenseitige Verbundenheit und Liebe zu spüren. Dann kann sich auch ihre innere Verbundenheit mit dem Baby voll entfalten.[38]

Unter solchen Bedingungen kann sich nicht nur der Körper des Babys wunderbar und ungestört entwickeln, sondern auch *die emotionale Grundlage*, von der aus es später sein ganzes menschliches Potenzial, seine Fähigkeiten und seine Kreativität entfalten kann. Seine *Liebes- und Bindungsfähigkeit* wird geprägt, die Voraussetzung ist für seine spätere soziale Kompetenz und sein Einfühlungsvermögen in andere Menschen sowie seine *Neugier auf die Welt* und sein *Vertrauen zu sich selbst.*

Weil für die Entwicklung der Bindungs- und Liebesfähigkeit die Schwangerschaft so entscheidend ist, möchte ich in diesem Zusammenhang auch auf die beiden ungarischen Psychoanalytiker György Hidas und Jenö Raffai hinweisen, die eine wunderbare Methode entwickelt haben, wie Eltern während der Schwangerschaft mit ihrem Baby Kontakt aufnehmen, ihre Beziehung zu ihm aufbauen und damit die Bindung vertiefen können – anders ausgedrückt: wie eine Mutter ihr Baby mit einer »geistigen Hand« streicheln und liebkosen kann. Je besser das gelingt, desto leichter ist später die Geburt.

Auch einen faszinierenden Film von Gabriella Ferrari möchte ich hier erwähnen. Ferrari, die Jugendliche über das Erleben eines Babys im Mutterleib aufklären möchte, hat mit Hilfe von Ultraschallbildern einen Film über die *Imitationsfähigkeit* eines Babys im Mutterleib herstellen lassen.[39] Wie stark ein Baby im Bauch seiner Mutter am Erleben, den Empfindungen und dem Verhalten der Mutter teilnimmt, haben die Untersuchungen von Alessandra Piontelli gezeigt (siehe Seite 21f.). Aber dass ein Ungeborenes seine Eltern *imitieren* kann, ist neu. Gibt der Vater beispielsweise einen leichten Klaps auf den schwangeren Bauch seiner Frau, dann wiederholt das Baby nach einer gewissen Zeit das Gleiche von innen.

---

38 Wenn die Eltern beispielsweise in einer liebevollen sexuellen Weise miteinander verbunden sind, gerät das Baby beim Orgasmus in einen hohen Glückszustand, siehe dazu Chamberlain (2013).

39 Die Imitationsfähigkeit von Babys *nach* der Geburt, also von Neugeborenen, ist von Meltzoff schon vor Jahrzehnten gut untersucht worden. Siehe dazu die entsprechende Literatur von Meltzoff in Martin Dornes (1993). Der Film von Gabriella Ferrari: *Neun Monate und darüber hinaus. Die ersten Interaktionen* kann über www.lunasole.org. angesehen werden.

Gähnt die Mutter, wiederholt das Baby dies kurze Zeit später. Wenn der Papa die Mama küsst, versucht es mit den Lippen dasselbe nachzuahmen. Und wenn die Mutter ein Eis isst, macht das Baby dieselben Mund-Zungen-Bewegungen. Dies alles ist deswegen erstaunlich und unerklärlich, weil das Baby seine Eltern ja nicht sieht. Trotzdem ahmt es sie nach! Erst in Ansätzen beginnen wir zu ahnen, wie innig die Beziehung eines Babys zu seinen Eltern während der ersten neun Monate ist.

Die vertrauensvolle Zuwendung zu seinen Eltern während der Schwangerschaft hilft dem Baby nach der Geburt vor allem, seine *Emotionen zu regulieren*, und das heißt: seine Gefühle von Glück und Lebensfreude zu optimieren und negative Gefühle wie Enttäuschung, Schrecken und Angst möglichst gering zu halten. Wenn das Kind eine gute Selbstregulation hat, wird sein Angst- und Stresssystem nicht bei jedem kleinen Anlass geweckt; geschieht es doch, ist das Baby fähig, sich von der Mutter trösten zu lassen oder gar sich nach kurzer Zeit selber zu beruhigen.

Aber nicht nur Bindungs- und Liebesfähigkeit, Neugier und Selbstvertrauen, das Gefühl von Lebensfreude und Glück werden in der Schwangerschaft geprägt, sondern auch Emotionen wie Trauer und Einsamkeit, Isolation und Verzweiflung und, damit verbunden, Gefühle von Ärger, Wut, Hass und Zerstörungsdrang. Allerdings sind den Bewegungen eines Babys im Mutterleib, je näher der Geburtstermin rückt, natürlicherweise enge Grenzen gesetzt – es kann weder angreifen noch fliehen, Impulse, die Kinder und Erwachsene sofort ausführen, wenn sie sich bedroht fühlen. Das Baby im Bauch der Mutter ist zur Bewegungslosigkeit, zu einer Art Schreckstarre verurteilt – und unter Umständen hilflos seiner ohnmächtigen Wut ausgeliefert.

Deswegen ist das Gefühl von Ohnmacht und, damit verbunden, von Schutz- und Hilflosigkeit für viele Menschen kaum auszuhalten. Kinder und Erwachsene, die an ihrem Lebensanfang ein stark ausgeprägtes Ohnmachtsgefühl in Verbindung mit einer heftigen Bedrohung erlebt haben, stehen unter einem Dauerstress. Sie reagieren oft schon auf kleinste Ereignisse mit überstarker Aggressionsbereitschaft, oder sie suchen ihre Umgebung ständig auf potenzielle Bedrohungen hin ab – wir sprechen dann von Hypervigilanz, einer übersteigerten Aufmerksamkeitsbereitschaft – und müssen stets die *Kontrolle* über ihr Leben und ihre Umgebung behalten.

Andere tun alles, um dieses archaische Ohnmachtsgefühl nicht noch einmal erleben zu müssen, entweder, indem sie es völlig verdrängen und aus ihrem Bewusstsein verbannen, oder durch eine Flucht nach vorn: Sie streben nach Macht um jeden Preis und reagieren schlimmstenfalls mit Hass und Zerstörungswut – eine typisch männliche Form, mit dem ursprünglichen Trauma umzugehen.[40]

Was wir Pränataltherapeuten herausgefunden haben, wird heute durch die Ergebnisse der neurobiologischen Forschung unterstützt. So hat der Hirnforscher Gerald Hüther zeigen können, dass es im Erleben eines Menschen *keinen Anfang* gibt. Alle Erfahrungen, die ein Baby im Bauch seiner Mutter macht, »vergleicht« es und setzt es in Beziehung mit noch früheren Erfahrungen – nach allem, was wir Pränataltherapeuten wissen, bis zurück zum Moment der Zeugung. Wendy McCarty spricht in diesem Zusammenhang von unseren »Glaubenssystemen«. Sie will damit sagen: So wie wir unsere Vergangenheit, bis zurück zum Anfang unseres Lebens, erlebt, eingeschätzt und bewertet haben, so sind auch unsere Erwartungen an die Zukunft; auf dieser Grundlage machen wir Pläne und treffen wir Handlungsentscheidungen, ohne dass wir uns dessen bewusst sind.

Ich möchte nun ein Wort an die Eltern richten, die sich angesichts all dieser Informationen fast »erschlagen« fühlen mögen von der Last der Verantwortung, die sie auf sich zukommen sehen, wenn sie sich für ein Kind entscheiden; auch an die Eltern, die Schuldgefühle gegenüber ihren Kindern haben und sich fragen, was sie alles falsch gemacht haben. Alle diese Eltern möchte ich entlasten. Deswegen habe ich auch das Kapitel »Schuldgefühle – zur Entlastung der Eltern« am Beginn dieses Buches geschrieben. Hier möchte ich noch zwei weitere Punkte anfügen: Babys, Kinder und auch Erwachsene verfügen über eine Widerstandskraft – ein Phänomen, dem heute unter dem Begriff *Resilienz* von wissenschaftlicher Seite große Beachtung geschenkt wird. Die Resilienz ist umso größer, je mehr gute Erfahrungen wir im Leben machen können. Und schließlich ist es für mich als Babytherapeut eine ganz alltägliche Erfahrung, dass Eltern, die ein Kind erwarten oder gerade bekommen haben, ganz offen sind für ihre eigenen unerledigten Traumatisierungen aus der Frühzeit ihres Lebens. *Heftige Gefühle, Angst und Schuldgefühle sind in dieser Zeit etwas ganz Alltägliches.* Aber Eltern, die bereit und offen sind, sich mit ihren eigenen Gefühlen und Verletzungen *auseinanderzusetzen* und sie nicht auf die Seite zu schieben oder zu verdrängen, sind eine große Hilfe für die Seele ihres neu ankommenden Kindes.

---

40 Eindrücklich dargestellt in den sumerischen Mythen der Städtezerstörungen. Siehe mein Mythenbuch (2001), S. 133ff., vor allem »Fluch über Akkad«, eine Geschichte von der totalen Vereinsamung des Königs Naramsin: Er ist das Inbild eines verlorenen Babys im Bauch seiner Mutter; zum Schluss zerstört er alles blindwütig und wird dafür von den Göttern ein Leben lang verflucht, S. 153–157.

Für das Baby ist es ein Segen, wenn Mama und Papa bereit sind, auf die Suche nach ihren eigenen Wurzeln zu gehen und den Ursprung ihrer heftigen Gefühle in der eigenen Frühgeschichte zu erforschen – und wenn sie bereit sind, offen mit ihrem Baby darüber zu sprechen und zu sagen: »Das sind meine Gefühle, die durch dieses oder jenes aktuelle Ereignis ausgelöst worden sind, so dass ich unendlich traurig oder wütend geworden bin. *Aber du, Baby, bist nicht die Ursache meiner Trauer oder meiner Wut* – das sind *meine* Gefühle, das ist meine *eigene* unerledigte Geschichte.« Für das Baby ist es hilfreich und befreiend, wenn sie ihm erzählen, was sie traurig macht oder erschüttert, wenn sie dabei klar *differenzieren* zwischen ihrem Baby und ihren eigenen Gefühlen. In diesem Fall muss das Baby die Ängste und Erschütterungen seiner Eltern nicht auf sich beziehen. Das ist ganz wichtig, denn Babys während der Schwangerschaft, Neugeborene und Kleinkinder neigen dazu zu glauben, sie selbst seien schuldig am Leid und der Verzweiflung der Eltern. Sind die Eltern aber fähig, ihr Baby zu entlasten, indem sie ihre heftigen Gefühle zu sich nehmen, dann kann es rasch wieder sein inneres Gleichgewicht finden. Es erlebt *klare Grenzen*, und das ist die beste Voraussetzung dafür, dass es lernt, seine eigenen Gefühle zu regulieren.

Silvia

Ich treffe Silvia durch einen Zufall. Sie ist eine zierliche Frau mit langem blondem Haar, etwa dreißig Jahre alt. Schon mehrfach hat sie einen Zusammenbruch erlebt, akut leidet sie an einem Burn-out. Silvia ist Sozialarbeiterin, zur Zeit ist sie arbeitslos. Sie erzählt mir, dass sie eine Zwillingsschwester gehabt habe, die bei der Geburt gestorben sei. Ich erzähle ihr von meiner Arbeit und lade sie in mein Seminar ein.

Als ich sie zu Beginn unserer Arbeit nach ihren Ressourcen frage, antwortet sie, sie habe die Vorstellung, irgendwo am Meer im warmen Sand zu liegen, ihr ganzer Körper sei mit Sand zugedeckt. Um ihr Körpergefühl zu verstärken, schiebe ich ihr verschiedene Kissen unter Knie und Beine, so dass sie zum Schluss ganz bequem liegen kann, sie erlebt dadurch ein Gefühl der Schwerelosigkeit.

Auf meine Frage nach dem Thema, an dem sie arbeiten möchte, ist sie zunächst einmal ratlos, sie habe kein Thema und spüre auch nichts. Bevor ich versuche, den komplexen Gruppenprozess zu schildern, eine kleine Vorbemerkung: Die Arbeit mit Silvia ist deshalb so kompliziert, weil sie fast alle Gruppenmitglieder in ihren Prozess einbezieht; neben meiner Mitarbeiterin Elvira Herger und mir sind sieben Personen beteiligt. Etwas Besonderes ist auch die Tatsache, dass ein Mann, Enrico, die Rolle von Silvias Zwillingsschwester Sabine übernimmt; aber in unserer Gruppe fehlte einfach eine Frau.

Bald beginnt eine Gruppenteilnehmerin, Lisa, zu reagieren – ihr wird schlecht, und sie hat das Bedürfnis, sich hinter dem Kachelofen im Gruppenraum zu verstecken. Nach einer Weile spürt sie immer stärker werdende Wutgefühle. Ihr Partner, Peter, der gleichfalls am Seminar teilnimmt, spürt einen Schmerz im Herzen. Und dann geschieht etwas Unerwartetes: Enrico, der seit einiger Zeit wegen Panikanfällen bei mir in Einzelbehandlung ist, bekommt einen Krampfanfall. Sein Körper beginnt sich heftig aufzubäumen, wie bei einem Todeskampf. Aus Enricos Einzelbehandlung kenne ich derartige Körperzustände bei ihm, und ich bitte meine Mitarbeiterin Elvira, sich hinter ihn zu setzen und vor allem seinen Kopf zu stützen, der bei diesen Anfällen nahezu rechtwinklig nach hinten gerissen wird.

Silvia selbst möchte nun, dass ein anderer Gruppenteilnehmer und ich neben ihr sitzen, jeder von uns soll einen ihrer Oberarme sanft berühren. In dieser Situation bittet Silvia Peter, zu Enrico hinzugehen und ihm beizustehen; offenbar sieht sie in diesem Augenblick ihren Vater in ihm. Enrico möchte jedoch nicht Peter, sondern Silvia in seiner Nähe spüren. Aber Silvia ist ganz starr, sie kann sich kaum bewegen und zieht sich schließlich eine Decke über den Kopf. Ich habe den Eindruck, dass auch sie in einen Sterbeprozess hineingezogen wird.

Enricos heftiger Krampfanfall hat mittlerweile angefangen, mir Sorge zu bereiten – jetzt lassen die Zuckungen aber allmählich nach, und schließlich dreht er sich auf die Seite und beobachtet nun Silvia mit Interesse. Sie dagegen »verschwindet« immer mehr in ihrem Todeserleben, und ich spüre mit wachsender Unruhe, wie meine Verbundenheit mit ihr immer schwächer wird und bald ganz abzureißen droht.

Aus dem Fragebogen zur Vorbereitung auf das Seminar weiß ich, dass Silvia zwei Brüder hat, die etwa zwanzig Jahre älter sind als sie. Zwischen Silvias Eltern war es zum Zeitpunkt der erneuten Schwangerschaft zu heftigen Spannungen gekommen, die Mutter hatte die Zeugung wie eine Vergewaltigung erlebt. Silvias Zwillingsschwester, die behindert zur Welt kam, starb zwei Stunden nach der Geburt. Ihr Vater erlebte das wie eine »Strafe Gottes« und gab dieses Gefühl als Vorwurf an seine Frau weiter. Silvia selbst wurde nach der Geburt für eine Woche zur Beobachtung auf die Intensivstation verlegt, während ihre Mutter in dieser Zeit noch im Ungewissen war, ob Silvia überhaupt überleben würde bzw. ob auch sie behindert sein würde.

Nach einer mir endlos lang erscheinenden Zeit kommt endlich wieder etwas Leben in Silvia. Sie wünscht sich meine Mitarbeiterin Elvira in ihre Nähe. Dies muss ganz langsam, schrittweise geschehen. Am Ende jedoch darf Elvira hinter ihrem Rücken sitzen. In einem weiteren Schritt möchte Silvia auch Lisa – und zwar als Mutterfigur – in ihrer Nähe haben. Lisa zögert lange, sie ist nur dann bereit einzuwilligen, wenn ihr »Partner«, Peter, der die Rolle von Silvias Vater übernommen hat, mit dabei ist. Sobald die beiden »Eltern« sich dicht bei Silvia hingesetzt haben, brechen heftigste Spannungen zwischen ihnen auf.

Den »Stellvertreter-Kampf« zwischen Peter und Lisa in der Rolle von Silvias Eltern will ich hier nicht im Detail schildern – nur so viel, dass sich Peter bald schreiend zu Boden fallen lässt und nur mit Hilfe von zwei kräftigen Männern zu beruhigen ist. Schließlich bekommt auch Lisa einen Tobsuchtsanfall und muss vor ihren eigenen destruktiven Tendenzen bzw. ihren Aggressionen gegenüber Peter geschützt werden. Dieser mörderische Kampf wird schließlich dadurch beendet, dass Lisa ein heftiges sexuelles Begehren Peter gegenüber empfindet, der darauf mit einer ebenso heftigen Angst reagiert. Silvia verkriecht sich während dieses Dramas angstvoll in den Schoß meiner Mitarbeiterin Elvira. Im Schutz der ganzen Gruppe kann sich das Paar allmählich beruhigen, zurück bleibt eine hohe erotische Anziehung zwischen den beiden.

Je näher sich die Eltern im weiteren Verlauf des Prozesses kommen und je freier die Erotik zwischen ihnen zu fließen beginnt, desto mehr erwacht Silvia aus ihrer Totenstarre. Sie sucht aktiv die Nähe von Enrico, in dem sie nun ihre tote Zwillingsschwester Sabine sieht. Und während das »Elternpaar« seine erotische Beziehung aufrechterhält, kommen sich auch die »Zwillingsschwestern« immer näher. Zwischen den beiden entsteht eine große Innigkeit. Eine andächtige Stille herrscht im Raum.

Als Nächstes wünscht sich Silvia, dass ihre »Eltern« ganz dicht bei ihr sitzen; sie möchte, dass sich ihr »Vater«, Peter, hinter sie setzt und ihre »Mutter«, Lisa, hinter ihre Zwillingsschwester Sabine. Angestoßen durch diese »Sitzordnung« fangen die »Eltern« nun an, intensiv um ihre nie richtig wahrgenommene Tochter Sabine zu trauern; Sabine wird zum ersten Mal wirklich gesehen und gewürdigt, und der »Vater« entschuldigt sich ausdrücklich dafür, dass er all seine Schuldgefühle auf sie projiziert hat.

Nachdem Sabine in dieser Situation zum ersten Mal in ihrer Existenz anerkannt wurde, kann sie sich endlich aus der Familie verabschieden. Jetzt beginnt der zweite, endgültige Sterbeprozess von Enrico/Sabine. Silvias »Zwillingsschwester« Sabine spürt nun, dass sie gehen muss. Sie tritt über die Schwelle zum Nebenraum und zieht sich in die geistige Welt zurück. Sabines Sterben wird von beiden »Eltern« und von Silvia selbst mit tiefer Trauer begleitet. Alle drei sind jetzt eng zusammengekuschelt und tauschen Worte aus, die wir als Außenstehende nicht mehr verstehen können. Von der Energie her ist klar: »Vater«, »Mutter« und Silvia haben Sabine jetzt erstmals ganz in ihre Familie integrieren können, sie spüren ihre Verbundenheit mit ihr und können so endlich erlösend Abschied nehmen.

Etwa drei Monate später nehme ich mit Silvia wieder Kontakt auf. Sie ist in der Zwischenzeit in eine andere Stadt gezogen, in eine gemeinsame Wohnung mit ihrem Freund. Seit kurzem hat sie wieder eine Halbtagsstelle angenommen. Silvia möchte nur langsam und behutsam wieder ins Berufsleben einsteigen, sie will sich nicht noch einmal überfordern. Sie sagt, ganz allgemein spüre sie eine größere Ruhe und Gelassenheit, auch Zufriedenheit in sich. Vor allem aber: Ihre tote Zwillingsschwester Sabine habe jetzt einen festen Platz in ihrem Leben, an ihrem nächsten Geburtstag möchte sie eine Kerze für sie anzünden.

6 Meine Arbeit mit Babys, Kleinkindern und ihren Familien

Weil wir in einer hoch traumatisierten Gesellschaft leben[41], werden bei allen Eltern während einer Schwangerschaft ihre eigenen frühen Verletzungen geweckt. Das Baby spürt bereits im Bauch der Mutter die nicht verarbeiteten Erfahrungen und Verwundungen von beiden, Vater und Mutter. Dies machen die Berichte über meine Arbeit mit Babys, Kleinkindern und ihren Familien eindrucksvoll deutlich.

Einmal pro Jahr zeige ich in einem Baby-Workshop, wie ich mit diesen kleinen Menschenwesen arbeite, die noch nicht sprechen können, aber natürlich unsere Sprache verstehen. Ich will das Setting hier kurz darstellen.

An dreieinhalb Tagen arbeite ich mit sechs verschiedenen Familien jeweils etwa zwei bis drei Stunden. Eine Gruppe von ca. zehn Menschen, die meine Arbeit kennenlernen wollen, sehen mir live zu, sie erfahren so direkt, wie ich vorgehe. Wir alle – die Familie, die zur Behandlung gekommen ist, und die Gruppe der Lernenden – sitzen gemeinsam in meinem Behandlungsraum. Anschließend an jede Sitzung machen wir eine Feedback-Runde, zu der auch die Familie eingeladen ist, und in der wir Gelegenheit haben, über die Sitzung zu sprechen und uns darüber auszutauschen, was die Arbeit bei uns ausgelöst hat.

Wichtig bei diesen Seminaren ist das »Gebet an die vier Himmelsrichtungen« von Alberto Villoldo, mit dem wir die Arbeit beginnen. Mit dem gleichen gefühlsbetonten Gebet beende ich meine Seminare auch wieder, ich schließe

---

41 Siehe hierzu mein Buch *Selbstzerstörung aus Verlassenheit, die Pest als Ausbruch einer Massenpsychose im Mittelalter. Zur Geschichte der frühen Mutter-Kind-Beziehung*. Rasch und Röhring, Hamburg, 1992. Für eine kurze Zusammenfassung des Buches siehe mein *Skript I* der Weiterbildung: »Erfahrungen aus Schwangerschaft und Geburt als Quelle von Heilung« (S. 9–14) auf meiner Website: www.franz-renggli.ch.

damit den »heiligen Raum«. Außerdem lasse ich die Gruppe etwa eine Viertelstunde vor jedem Behandlungsbeginn meditieren mit dem Ziel, der Familie und ihrem Baby gute Energien zu schicken. Bei der Familie habe ich vor der Behandlung angefragt, ob sie mir bei der Gestaltung meiner Weiterbildung helfen wolle und bereit sei, mit mir vor einer Gruppe von Menschen zu arbeiten, die von mir lernen wollen. Ich erwähne den Eltern gegenüber auch, dass sie sich zu Beginn möglicherweise gehemmt fühlen werden, das sei jedoch nach wenigen Minuten wieder vorbei. Vor allem aber sei der »heilende Raum« in diesem Seminar größer und dichter als in meiner Privatpraxis, weil sie hier auch die Teilnehmer des Seminars zur Heilung für sich und ihr Baby hinzuziehen dürfen. Damit die Atmosphäre zwischen der Familie und den anderen Seminarteilnehmern nicht anonym ist, stellen sich zu Beginn alle kurz vor – so entsteht eine gegenseitige Öffnung und eine erste Beziehung zwischen allen Anwesenden. Aus einem dieser Seminare möchte ich zunächst eine Geschichte erzählen.

Sebastian

Der 14 Monate alte Sebastian wurde von seiner Mutter zur Behandlung angemeldet, weil er eine Reihe von Auffälligkeiten zeigte, die der Mutter Sorgen bereiteten. Das wohl unangenehmste Symptom ist sein mehrmaliges nächtliches Aufwachen und Schreien; die Mutter kann keine Nacht mehr ruhig durchschlafen. Außerdem hat der Kleine praktisch keine Beziehung zu seinem Vater; aus diesem Grund kann er seine Frau nachts auch nicht entlasten, wie er sie überhaupt beim Umgang mit Sebastian nicht unterstützen kann. Sobald sie den Raum verlässt, beginnt er zu weinen oder heftig zu schreien – die Mutter hält diese Abhängigkeit kaum mehr aus. Sie ist am Rand eines Zusammenbruchs. Sebastian kann auch extrem wütend werden, er legt sich dann auf den Boden und hämmert mit dem Kopf dagegen, ein Verhalten, das seine Eltern begreiflicherweise mit großer Sorge erfüllt.

Als die Eltern zusammen mit Sebastian und ihrer dreieinhalbjährigen Tochter den Therapieraum betreten, entschuldigen sie sich zuerst einmal: Sebastian sei soeben im Kinderwagen eingeschlafen, und ob sie ihn wecken sollten? Das sei nicht nötig, er könne die ganze Behandlung auch im Schlaf erleben, sie dürften ihn ruhig in seinem Wagen lassen, ist meine Antwort. Mit der Mutter habe ich schon vor dem Seminar einige Male am Telefon gesprochen, und sie hat mir auch einen ausführlichen Brief geschrieben; zu ihr habe ich sofort einen guten Kontakt. Den Vater sehe ich zum ersten Mal, und ich spüre gleich eine tiefe Sympathie für ihn.

Die Tochter ist zunächst einmal sehr scheu und ganz auf ihren Vater ausgerichtet, bei dem sie für längere Zeit auf dem Schoß sitzt. Allmählich aber entdeckt sie die Spielsachen, die in meinem Therapieraum herumliegen, und »verschwindet« mit meiner Mitarbeiterin Severine Bächtold[42] in einen angrenzenden Nebenraum, in dem übrigens auch der Wagen mit dem schlafenden Sebastian steht.

Weil die Erschöpfung der Mutter so offenkundig ist, beginne ich zunächst einmal mit ihr. Ich lasse mir ihre Familiensituation schildern und ihre damit verbundenen Sorgen und Nöte. Ich befrage sie auch über ihre eigene Geschichte und arbeite kurz mit ihr. Schließlich wende ich mich dem Vater zu und frage ihn, ob auch er mir erzählen wolle, wie er seine Familie und seinen Sohn Sebastian erlebe. Er berichtet als Erstes: Den Kopf auf den Boden zu schlagen, das sei sein eigenes Symptom, das er bis in die Pubertät hinein beibehalten habe. Auf meine Frage, wie er dieses Symptom schließlich verloren habe, antwortet er mir, er habe damals erfahren, dass sein »Vater« nicht sein leiblicher Vater war, sondern sein Pflegevater. Sein leiblicher Vater hatte von einer Schwangerschaft nichts wissen wollen und sich damals von seiner Mutter getrennt. Ihr nächster Partner war bereit, das werdende Kind als sein eigenes zu akzeptieren und die Mutter zu heiraten; so wurde er zu seinem »Pflegevater«. Diese Nachricht habe ihm irgendwie den Boden unter den Füßen weggezogen. Dabei könne er seinem Pflegevater nichts vorwerfen, im Gegenteil, der habe sich immer sehr um ihn gekümmert und gut für ihn gesorgt.

Während der Vater all das erzählt, bemerke ich, wie sich seine rechte Hand zu einer Faust zusammenkrampft. Ich sage ihm das und frage ihn, was für einen Impuls er in seiner Faust verspüre. Sofort sagt er, wenn er jetzt einen Tisch vor sich hätte, würde er ihn mit einem Faustschlag in zwei Stücke hauen. Seine geballte Wut ist deutlich spürbar. Ich antworte ihm, dass das keine gute Idee sei, denn er könne sich dabei verletzen. Aber hier gebe es mit Spreu gefüllte Sitzsäcke, die seien stabil, und hier dürfe er mit voller Kraft zuschlagen. Seiner kleinen Tochter, die im Nebenraum spielt, erkläre ich, dass der Papa manchmal eine große Wut in sich verspüre, jedoch habe er Mühe, sie zum Ausdruck zu bringen, und deshalb schlucke er seinen Ärger meist hinunter. Es könne sein, dass er jetzt dann mit der Faust auf den Sitzsack einschlagen oder gar schreien werde, doch brauche sie deswegen keine Angst zu haben, denn es würde dem Papa guttun, seinen aufgestauten Ärger zu äußern. Die Dreieinhalbjährige hört mir zwar aufmerksam zu, lässt sich aber in ihrem Spiel mit meiner Mitarbeiterin nicht beirren.

42 Ich wähle aus den Kursteilnehmerinnen immer eine Frau als vorübergehende Mitarbeiterin aus, die bereits selber mit Babys oder Kleinkindern gearbeitet hat; diese Mitarbeiterin hat dann eine optimale Gelegenheit, meine Arbeit kennenzulernen.

Nun sitze ich wieder neben dem Vater und bin Zeuge, wie er immer tiefer und heftiger zu atmen beginnt, er baut eine unglaubliche Energie in seinem Körper auf. Plötzlich entladen sich seine Aggressionen, und er schlägt blindwütig auf den Sitzsack ein. Wir alle »versinken« in einer Staubwolke. Nach einer Weile kommt seine Tochter herein und möchte wissen, was hier vor sich geht – sofort hält der Vater inne, er will seine Tochter unter keinen Umständen erschrecken oder gar verletzen.

In der Zwischenzeit ist Sebastian in seinem Kinderwagen erwacht. Er öffnet blinzelnd die Augen und versucht, immer noch etwas schlaftrunken, sich zu orientieren, wo er sich hier befindet. Endlich steht er auf, kommt auf den Papa zugelaufen und setzt sich auf seinen Schoß – die Mama, die daneben sitzt, beachtet er nicht. Auf dem Boden des Therapieraums befinden sich verschiedene Bälle, mit denen zuvor seine Schwester gespielt hat. Nach einer Weile steht Sebastian auf, sammelt sie ein und setzt sich dann wieder auf den Schoß seines Vaters; von dort aus beginnt er die Bälle den verschiedenen Seminarteilnehmern zuzuwerfen. Der Vater versteht die Welt nicht mehr: Eine so innige Beziehung mit seinem Sohn hat er noch nie erlebt. Er ist einfach nur gerührt.

Nach ein paar Wochen rufe ich die Familie an und frage, wie sich die Sitzung auf ihr Leben mit Sebastian ausgewirkt habe. Die Mutter antwortet ganz begeistert, ihr Familiensystem habe sich sehr verändert. Sebastian wache nachts höchstens ein- oder zweimal auf und lasse sich mit seinem Schnuller gleich wieder beruhigen. Sie, die Eltern, seien sogar nachts schon außer Haus gewesen. Seine Zornausbrüche hätten nachgelassen, sie seien viel milder geworden, und vor allem habe sich eine völlig neue Beziehung zwischen ihm und seinem Vater entwickelt. Die kleine Tochter sei zwei Tage im Krankenhaus gewesen, und sie habe sie dorthin begleitet. Früher sei es überhaupt nicht möglich gewesen, den Sohn zwei Tage lang mit dem Vater allein zu lassen – das hätte ihn in ein Chaos von Verzweiflung gestürzt. Ihr Mann habe Sebastian jedoch ohne Probleme zum Schlafen gebracht. Mitten in der Nacht sei er dann zwar aufgewacht und habe nach seiner Mutter gesucht; da habe ihm der Papa nochmals erklärt, dass sie zusammen mit seiner Schwester in der Klinik sei. Und er habe Sebastian auf den Arm genommen und ihm die leere Wohnung gezeigt. Daraufhin sei er friedlich beim Papa wieder eingeschlafen. Eine Welle großer Dankbarkeit kommt mir von der Mutter entgegen.[43]

43 Eine kleine Ergänzung: In der Sitzung hat die Mutter erzählt, dass sie mit dem biologischen Vater ihres Mannes schon einmal Kontakt aufgenommen habe, sie finde, das sei ein ganz feiner Mann. Sebastians Vater will davon jedoch zunächst nichts wissen, er hört ihr aber aufmerksam zu. Mir scheint, dass es nur eine Frage der Zeit ist, bis die Bemühungen seiner Frau, eine Verbindung zu seinem leiblichen Vater herzustellen, Früchte tragen werden.

Ich möchte an dieser Stelle eine Anmerkung machen: Aus meinen Seminaren »Reise in die eigene Schwangerschaft und Geburt« bin ich es gewohnt, dass Menschen, die in einer Sitzung »einschlafen«, das heißt wegdämmern, in der nächsten Sitzung, wenn es um ihre eigene Geschichte geht, dort anknüpfen können, woran ihre Vorgänger gearbeitet haben. Ich weiß aus solchen Erfahrungen, dass diese Menschen im Schlaf alles miterlebt haben. Aber es erstaunte mich, dasselbe bei einem Kind zu erleben. Sebastian hat natürlich die aufgestaute Wut des Vaters schon lange gespürt, und ich nehme an, sie hat ihn verunsichert. Aber in dem Augenblick, in dem der Vater an seiner Problematik zu arbeiten beginnt, in dem er seinen »heiligen Zorn« spüren und zum Ausdruck bringen kann – spätestens in diesem Augenblick ist der Bann zwischen Vater und Sohn gebrochen. Nun können die beiden eine Beziehung zueinander aufnehmen. Eine neue, innige Verbindung und Liebe darf sich entwickeln, nicht nur zwischen Vater und Sohn, sondern auch zwischen den Eltern.

Die Bedeutung des Vaters

Ich habe die Geschichte von Sebastian nicht zufällig an erster Stelle erzählt. Schon mehrmals habe ich betont, wie viele Schuldgefühle Mütter haben. Aus diesem Grund weise ich sie schon bei der ersten Begegnung darauf hin, dass der Vater mit seinem familiären Hintergrund und seiner eigenen Problematik für die Entwicklung des Kindes genauso wichtig ist wie die Mutter. Er ist von diesen Sorgen emotional nur nicht so hart betroffen, wenn er – wie auch heute noch weitgehend üblich – als »Ernährer« der Familie das Geld nach Hause bringt, während die Mutter sich zu Hause um die Kinder kümmert.

Ich möchte dazu zwei Beispiele erzählen. Eine Mutter ruft mich wegen ihres siebenjährigen Sohnes an, der Bettnässer ist. Weil ich übers Telefon sofort einen guten Kontakt zu dieser Mutter verspüre, sage ich ganz salopp, das sei natürlich alles ihre Schuld. Ich höre förmlich, wie ihr am anderen Ende des Telefons »der Kiefer runterfällt«, und sie fragt scheu zurück, wie ich das meinte. Ich erkläre ihr, fast alle Mütter glaubten, sie seien an allem schuld, aus meiner Sicht seien die Väter für die Entwicklung eines Kindes jedoch genauso entscheidend wie die Mütter. Darüber habe sie noch nie nachgedacht, bekomme ich zur Antwort. Zwei Wochen später ist die Familie in meiner Praxis, und die Mutter sagt bei der Begrüßung lachend, eigentlich hätten sie gar nicht mehr zu kommen brauchen, ihr Sohn sei seit unserem letzten Telefonat trocken.

Mirjam

Ganz anders ist die Situation bei einer Familie, die mit einem zwei Monate alten Mädchen zu mir kommt, das immer wieder von heftigen und lang andauernden Schreianfällen heimgesucht wird. Kaum hat sich die Mutter in meiner Praxis hingesetzt, legt sie ihre Tochter vor sich auf den Boden, was ganz ungewöhnlich ist, denn die meisten Mütter oder Eltern behalten ihr Kind im Arm. Dann beginnt sie von den verschiedensten Schwierigkeiten während der Schwangerschaft zu erzählen und schließlich auch davon, wie schwer Mirjams Geburt gewesen sei. Mirjam fühlt sich offensichtlich wohl auf dem Boden, sie »plaudert« unablässig und fröhlich vor sich hin. Ich finde keine Anzeichen dafür, dass sie durch das Erleben der Mutter traumatisiert sein könnte.

So wende ich mich schließlich an den Vater und frage ihn, ob er von sich erzählen möge. Er antwortet, ihm sei allerdings etwas Merkwürdiges passiert. Er habe sich sehr auf ihr gemeinsames Kind gefreut, und in den ersten Monaten der Schwangerschaft habe er, während er seiner Frau über den Bauch streichelte, viele Gespräche mit dem Ungeborenen geführt. Diese Gespräche seien wie von selbst gekommen, und für ihn sei es ganz eindeutig gewesen, dass das Baby ein Junge sei. Etwa im vierten Schwangerschaftsmonat wurde ein Ultraschallbild gemacht, und es stellte sich heraus, dass es ein Mädchen war. Hätte er zu Beginn der Schwangerschaft einen Wunsch äußern dürfen, dann hätte er sich ein Mädchen gewünscht – aber nun, da er vier Monate lang auf einen Jungen eingestellt gewesen sei, habe dieses Ultraschallbild wie ein Schock auf ihn gewirkt und er habe die Gespräche mit dem Baby im Bauch seiner Frau abrupt beendet. Diese Art von Rückzug kennt er auch sonst in seinem Leben, aber er kann sich nicht erklären, was das bedeutet.

Kaum hat er diese Geschichte erzählt, beginnt die kleine Mirjam heftig zu weinen, ja zu schreien. Ich frage den Vater, ob er sie an seinen Körper nehmen möge; aber das ist unmöglich, die Kleine ist außer sich, sie hat völlig die Fassung verloren. So nimmt die Mutter Mirjam in den Arm, die in der Zwischenzeit knallrot angelaufen ist, Schweißtropfen im Gesicht hat und mit den Fäustchen auf die Mutter einschlägt oder sie an den Haaren reißt, wenn sie die per Zufall erwischt. Genau solche Ausbrüche hat Mirjam auch zu Hause. Für die Eltern wie für mich als Therapeuten bedeutet es eine große emotionale Anstrengung, ein so kleines, hilfloses Menschenwesen durch einen solch heftigen Anfall von Schreien und Toben zu begleiten. Endlich kann sich Mirjam am Körper der Mutter allmählich wieder beruhigen, sie stößt nur hin und wieder tiefe Seufzer aus. Ich beende die Sitzung, indem ich ihr erkläre, dass der Papa sich während der Schwangerschaft nicht von ihr zurückgezogen habe, weil sie ein Mädchen sei, sondern aus Gründen, die mit ihm und seiner Geschichte zu tun hätten. Er kenne solche emotionalen Rückzüge bestens aus seinem Leben, das sei für ihn sehr schmerzlich. Es sei jetzt seine Aufgabe, den Ursprung seines Verhaltens zu erforschen. Für sie, Mirjam, sei nur wichtig: das, was in ihrem Papa vorgegangen sei, habe nichts mit ihrer Existenz oder mit ihr als Mädchen zu tun. Und seit ihrer Geburt gebe es ja eine gute Verbindung zwischen ihnen beiden.

Ich habe diese Familie nach der ersten Behandlung leider nicht wiedergesehen, da sie für einige Zeit ins Ausland ging.

Um ein Kind großzuziehen, braucht es ein ganzes Dorf

Die Erwartung eines Babys löst bei den Eltern immer heftige Gefühle aus. Schon sobald sie wissen, dass sie schwanger sind, beginnt ein innerer Prozess, der sich während der Schwangerschaft ständig vertieft und durch die Geburt und die Pflege des Babys noch weiter intensiviert. Da meistens die Mutter die Pflege übernimmt, ist sie in besonderem Maß von diesem Prozess betroffen: Vor allem das Weinen des Babys weckt mit großer Intensität ihre eigenen frühen Verletzungen – das »verletzte Kind« in ihr. Sind die Elternrollen vertauscht, ist also der Vater Hausmann, während die Mutter die finanzielle Grundlage der Familie sichert, ist die emotionale Situation genau umgekehrt. Dann ist der Vater derjenige, bei dem Beunruhigung und Sorge wachgerufen und alte Traumatisierungen geweckt werden. Er ist derjenige, der sehnsüchtig wartet, bis abends die Frau nach Hause kommt und ihn unterstützt oder ihm die Kinder abnimmt.

Männer, die bisher immer die klassische Rolle des »Ernährers« innegehabt haben, können die großen emotionalen Anstrengungen, die durch ein Baby oder Kleinkind ausgelöst werden, nur dann verstehen, wenn sie selbst für längere Zeit mit dem Baby zusammenleben und für es sorgen. Ich betone dies deshalb, weil oftmals Mütter bei mir anrufen, die völlig verzweifelt für ihre Kinder und auch für sich Hilfe suchen. Einige Tage später sagen sie den vereinbarten Termin wieder ab mit der Begründung, sie würden es jetzt erst einmal alleine probieren, mit einem Beruhigungsmittel, ihr Mann wolle keine solche Behandlung. Offenbar erweckt das alles bei den Vätern eine viel zu große Angst.

In ursprünglichen Kulturen, in denen die Menschen in Dörfern zusammenleben, gibt es viele Personen, die dem Baby ihre Aufmerksamkeit zuwenden. Nicht nur die Mutter ist für das Baby verantwortlich – sie teilt sich die Verantwortung mit einer oder mehreren Großmüttern, mit ihren Schwestern, Tanten oder hilfreichen Nachbarinnen, denen sie ihr Baby jederzeit anvertrauen kann und die es gerne mit sich herumtragen. Nicht zu vergessen ihre eigenen älteren Kinder, denen sie das Baby in einem Tragetuch umhängen kann.[44] Bei uns hingegen sind Mütter mit ihren Babys in der Wohnung häufig völlig isoliert, ja regelrecht eingesperrt.

Diesen Kontrast versuche ich den Müttern wenn möglich schon in der ersten Sitzung zu erklären. Ich mache ihnen deutlich, *dass jede Frau Hilfe von außen braucht, entweder vonseiten ihres Mannes und ihrer Familie oder von Freunden, Nachbarn und Institutionen*. Und häufig genügt auch das nicht. Spätestens wenn die Mutter wieder in den Beruf einsteigt, und sei es nur für eine Teilzeittätigkeit, braucht sie zusätzlich eine oder mehrere Personen, sei es eine Tagesmutter oder eine Betreuung in einer guten Kinderkrippe. Ein afrikanisches Sprichwort bringt das wunderbar zum Ausdruck: »Um ein Kind großzuziehen, braucht es ein ganzes Dorf.« *Allein mit ihrem Baby ist eine Mutter emotional meist hoffnungslos überfordert.* Wenn Müttern dies klar wird, wenn sie begreifen, dass sie sich aus der Situation, in der sie bisher gefangen waren, befreien sollten, und die angebotene Hilfe auch annehmen können, vermindern sich ihre Schuldgefühle oder verschwinden ganz.

Idealerweise sollten Mütter mit kleinen Kindern in der Nähe anderer Mütter wohnen, die in der gleichen Situation sind, damit sie sich gegenseitig unterstützen und die Kinder wechselseitig betreuen können. Auch mache ich Müttern, die wieder in ihren alten Beruf zurückkehren wollen, immer Mut. Was nützt es einem Baby oder Kleinkind, wenn seine Mama zwar 24 Stunden am Tag zu Hause, aber nicht wirklich *präsent* ist und schließlich »depressiv« zusammenbricht? Es ist vielmehr ein Segen für die Kinder, wenn die Mutter wenigstens stundenweise das Haus verlassen und einer beruflichen Tätigkeit nachgehen kann und zufrieden nach Hause zurückkehrt; dann kann sie sich auch wieder an ihren Kindern freuen.

Elia

Die Geschichte des einjährigen Elia möchte ich erzählen, weil sie zeigt, wie einfühlsam Babys sein können. Elias Eltern sind in mein Baby-Seminar gekommen,

44 Weil die Babys in den ursprünglichen Kulturen von vielen verschiedenen Personen herumgetragen wurden, konnten sie im Lauf der Evolution zu Experten der Einfühlsamkeit werden: Die Babys wissen, wie sich eine Betreuerperson fühlt und was in ihr vorgeht. Diese Fähigkeit zur Einfühlung seit frühester Kindheit ist wahrscheinlich der Ursprung sozialer Kompetenz, wie Blaffer-Hrdy (2010) herausgefunden hat.

weil er an seinem Lebensanfang viel weinen musste. In letzter Zeit protestiert er immer sehr heftig, wenn er etwas, was er gerne haben möchte, nicht bekommt, wenn er also »seinen Willen nicht durchsetzen« kann. Ich selbst bin völlig fasziniert von seinen wachen, neugierigen und liebevollen Augen. Und spontan spüre ich auch eine große Liebe zur Mutter; der Vater bleibt in dieser Familie eher im Hintergrund, der Zugang zu ihm fällt mir nicht ganz leicht.

Die Mutter beginnt als Erstes von ihrer »wunderbaren« Schwangerschaft zu erzählen, es sei ihr noch nie so gut gegangen wie während dieser neun Monate. Aber die Geburt selbst sei grauenhaft gewesen, sie habe sechs Stunden lang ununterbrochen Schmerzen gehabt, ohne eine Minute Pause zwischen den Wehen. Das sei für sie ein so schlimmes Erlebnis gewesen, dass sie sich nicht vorstellen könne, jemals wieder ein Kind zu bekommen. Sie sei damals, während der Geburt, immer wütender geworden und andererseits in eine bodenlose Einsamkeit gefallen. Sie erinnert sich in diesem Zusammenhang an ein frühes Gefühl des Alleinseins in ihrer Kindheit.

In der Zwischenzeit hat Elia die Schachteln mit den Taschentüchern entdeckt, die bei mir im Therapieraum stehen. Wenn er an einem Taschentuch zieht, kommt immer gleich das nächste zum Vorschein – ein wunderbares Spiel. Langsam verwandelt er den Boden in ein richtiges »Schlachtfeld«. Die Mutter fragt mich scheu, ob sie hier eingreifen müsse? Nein, hier nicht, das dürfe sie mir überlassen. Und ich versuche, mit ihr tiefer in ihre bisher eher verborgenen Gefühle während Elias Geburt einzutauchen. Zu Beginn beschreibt sie Ärger und Wutgefühle, dann erzählt sie von früheren Migräneanfällen, an die sie sich jetzt erinnert. Dabei taucht eine immer heftiger werdende Trauer auf, die allmählich ganz von ihr Besitz ergreift. Ich bemerke, nach meiner Erfahrung seien Migräneanfälle ein Ausdruck äußerster Verzweiflung. Sie habe als Kind offenbar die Erfahrung gemacht, dass es niemanden gab, der ihr helfen konnte, und sei deshalb in eine tiefe Resignation gefallen. Meine Mitarbeiterin und ich bieten ihr an, uns neben sie zu setzen und sie, jeder an einer Seite, an der Schulter zu halten, damit sie in unserem Schutz ihre Trauer besser zulassen kann. Zugleich spüren wir beide, wie die heftige Trauer der Mutter ein Stück weit auf uns übergeht; ich empfinde eine ganz tiefe innere Verbundenheit mit ihr.

In der geborgenen Atmosphäre, die nun entstanden ist, beginnt Elias Mutter zu erzählen, dass sie mit vier Jahren ihre kleine Schwester Sonja verloren habe. Sie habe auf das damals anderthalbjährige Kind aufpassen sollen, und dann sei es in einem Bach ertrunken. Ihre Eltern seien von ihrem Schmerz vollkommen überwältigt worden und in ihrer Trauer und Depression gar nicht mehr ansprechbar gewesen. Seit damals habe sich ein grauer Schleier über ihre Familie gelegt.

Sie selbst sei in eine bodenlose Einsamkeit und in ebenso große Schuldgefühle versunken. Viele Fragen, die sie damals gehabt habe, seien von den Eltern nicht beantwortet worden, und sie habe die Erfahrung machen müssen, wenn ich die Eltern brauche, sind sie nicht da.

Während Elias Mutter das erzählt, habe ich die innere Vorstellung, das Ertrinken im Bach könnte ein kindlicher Suizidversuch gewesen sein – Kinder in diesem Alter können nur so, durch einen »Unfall«, den Tod suchen. Währenddessen ist im Behandlungsraum eine sehr dichte Atmosphäre entstanden, und nun nähert sich eine Frau aus der Gruppe der Seminarteilnehmer Elias Mutter: Sie erlebt sich als die »Seele« ihrer verstorbenen Schwester Sonja. Ein weiteres Mal wird Elias Mutter von einer Welle von Schmerz heimgesucht; schließlich richtet sie sich an ihre früh verlorene »Schwester«: »Warum hast du mich damals verlassen? Warum hast du mich nicht mitgenommen?« Und »Sonja« antwortet ihr: »Du bist nicht schuld an meinem Tod, ich wollte in die jenseitige Welt zurück, weil ich es hier nicht ausgehalten habe. Ich hätte dich so gerne mitgenommen.« Elias Mutter ist von diesen Worten tief erschüttert. Nach so vielen Jahren darf sie ihre Trauer endlich zulassen. Ich frage sie, ob sie sich in den Schoß ihres Mannes legen möchte, damit sie in seinem Schutz ihre lang verdrängten und verborgenen Gefühle wirklich erleben kann. Jetzt ist sie nicht mehr allein – sie wird von ihrem Mann und von uns allen liebevoll begleitet.[45]

Elias Mutter braucht viel Zeit, bis sie sich erholen und entspannen kann. Ihr Sohn Elia hilft ihr dabei. Während seine Mutter mit ihrem inneren Prozess beschäftigt ist, hat er sich an verschiedene Frauen aus der Teilnehmergruppe gewandt und sie in ein zum Teil intensives Spiel verwickelt. Dazwischen sucht er immer wieder die Nähe seiner Mama, um ihr mit einem der vielen herumliegenden Taschentücher die Tränen abzutrocknen. Eine Frau aus der Gruppe wird von Elia ganz besonders beachtet, ihr wirft er mehrmals Gegenstände zu, er traut sich jedoch nicht, direkt mit ihr Kontakt aufzunehmen oder sie in ein Spiel zu verwickeln. Erst in der Schlussrunde wird deutlich, warum er gerade zu dieser Frau Kontakt aufgenommen hat: Sie hat ein ähnliches Schicksal wie Elias Mutter. Im Alter von vier Jahren hatte sie ihre damals zweijährige Schwester die Treppe hochgetragen – oben angekommen, hatte ihre Schwester sich heftig von ihr abgestoßen und war rückwärts die ganze Treppe hinuntergefallen. Die Frau erzählt,

---

45 Mir ist während der gesamten Sitzung die schwache Erscheinung von Elias Vater aufgefallen. Erst viel später habe ich erfahren, dass er zum Zeitpunkt der Behandlung noch heroinabhängig war (er schnupfte), was er sogar vor seiner Frau zu verheimlichen wusste.

ihre Schwester sei noch in der gleichen Nacht gestorben, und seither habe in ihrer Familie eine tief depressive Grundstimmung geherrscht; besonders schlimm sei die Vorwurfshaltung ihrer Mutter gewesen, die ihr die Schuld am Tod ihrer kleinen Schwester gegeben habe.

Auch an dieser Stelle zeigt sich, wie extrem feinfühlig Babys sein können – nicht nur ihren eigenen Eltern gegenüber.

Wie arbeite ich mit Babys?

Warum suchen Eltern mit ihren Babys und Kleinkindern meine Hilfe? Ganz häufig ist es ein Weinen, das die Mutter an den Rand der Erschöpfung gebracht hat. Oder das Baby erwacht nachts mehrmals schreiend aus dem Schlaf. Das ist für die Mütter noch problematischer, denn durch Schlafentzug kommen sie meist sehr schnell an den Rand ihrer Kräfte, und manche brechen zusammen. Auch Probleme mit der Nahrungsaufnahme führen häufig dazu, dass die Eltern meine Hilfe suchen – das Kind will nicht trinken, es verweigert den Brei oder erbricht alles wieder. Oder ein Baby will und kann seinen Kot nicht hergeben, dann sind umständliche Prozeduren notwendig, die nicht nur für das Kind, sondern auch für die Eltern anstrengend und nervenaufreibend sind. Manchmal kommen auch Babys zu mir, die häufig kränkeln und deren Immunsystem nicht genügend ausgebildet ist; auch Kinder mit epileptischen Anfällen kommen in meine Praxis. Aus Erfahrung weiß ich: Je bedrohlicher die Krankheit eines Babys oder Kleinkindes ist, desto heftiger ist seine Traumatisierung und desto heftiger sind auch die unverarbeiteten, verborgenen Verletzungen der Eltern.

Noch etwas anderes ist für Mütter ganz schwierig: wenn das Baby weint – womit es signalisiert, dass es die Nähe der Mutter braucht –, sich dann aber, kaum hat sie es auf den Arm genommen, mit Händen und Armen von ihr wegstemmt, weil es die Nähe und den Körperkontakt mit der Mutter aus irgendeinem Grund vermeiden muss. Schwierig für eine Mutter ist es auch, wenn ein schreiendes Baby den Kopf oder auch den ganzen Körper nach hinten biegt, während es von ihr gehalten wird. Solche Situationen verstärken die Hilflosigkeit der Mütter: Sie spüren, dass sich ihr Baby in einer großen Not befindet, aber sie können es nicht trösten oder beruhigen. Und sie bekommen auch von den Kinderärzten keine Unterstützung, die – ähnlich ohnmächtig wie die Mütter selbst – sich in Aussagen flüchten wie: »Das ist eine Dreimonatskolik, und die verschwindet von selbst wieder, sie schadet dem Kind nicht.« Tritt dann doch keine Verbesserung im Verhalten des Babys ein, dann heißt es schnell: »Das kommt alles vom Zahnen.«[46]

Eltern, die wegen solcher Probleme zu mir kommen, entlaste ich zuallererst, indem ich ihnen erzähle, wie Kinder in traditionellen Kulturen aufwachsen, und ihnen deutlich mache, dass sie ganz einfach Hilfe von außen brauchen – so etwas wie einen emotionalen Anker. Aus Erfahrung weiß ich, dass Mütter umso mehr dazu neigen, sich abzukapseln und zu isolieren, je belasteter ihre Situation ist, und selbstverständlich treten dann auch zwischen den Eltern immer stärkere Spannungen auf, das heißt, ihre Ressourcen brechen zusammen. Ganz allgemein kann man sagen: Eltern mit einem heftig weinenden oder schreienden Baby sind ganz auf dieses konzentriert – Mama und Papa schauen nur noch auf das Kind, aber sie schauen sich gegenseitig nicht mehr an.

In einem weiteren Schritt entlaste ich die Eltern, indem ich ihnen sage, dass sie nichts falsch gemacht haben, dass die Schwierigkeiten, die sie mit ihrem Baby haben, vielmehr auf eine verborgene Verletzung hinweisen könnten – eine Verletzung in ihrer eigenen frühen Geschichte, an die sie sich *bewusst* nicht erinnern können, weil das Geschehen in einem vorsprachlichen Raum stattgefunden hat. Dann sage ich ihnen, es sei jetzt unsere gemeinsame Aufgabe, den Ursprung dieser alten Verletzung zu suchen. Auf diese Weise kann ich die Eltern von ihren Schuldgefühlen entlasten.

Und schließlich weise ich vor allem stillende Mütter darauf hin, dass sie ihr Baby nachts zu sich ins Bett nehmen können, ja, dass das sogar eine große Hilfe für beide sein kann, für Mutter und Baby. Ich empfehle ihnen, das Buch von Sibylle Lüpold, *Ich will bei euch schlafen! Ruhige Nächte für Eltern und Kinder* zu lesen. Sie erfahren dort, dass sich der Schlafrhythmus von Mutter und Baby angleicht, wenn sie nebeneinanderschlafen. Die Mutter wird nicht mehr so häufig aus dem Tiefschlaf gerissen; beide, Mutter und Baby, sind zur gleichen Zeit in der Traumphase, und wenn das Baby erwacht, kann es an der Brust trinken, und beide schlafen nach einer Weile wieder ein, eventuell ohne ganz aufzuwachen.[47]

Wie arbeite ich konkret mit Babys? Mit kleinen Menschenwesen, die nicht sprechen können, aber jedes Wort verstehen, die sich nur durch Augen, Mimik

46 Seit etwa zwanzig Jahren gibt es in den meisten größeren Städten im deutschsprachigen Raum »Schreiambulanzen«, in denen Eltern mit einem exzessiv schreienden Baby Hilfe finden. Sie sind in der Regel einer Kinderklinik oder einer Erziehungsberatungsstelle angegliedert.

47 Siehe dazu auch das 4. und 5. Kapitel in Renz-Polster (2009), ein für alle Eltern sehr empfehlenswertes Buch.

und Gestik, durch Bewegungen und natürlich durch ihre unterschiedlichen Lautäußerungen ausdrücken können? Damit signalisieren sie, dass sie zufrieden sind und Freude am Leben haben, oder sie erschüttern uns durch ihr Weinen und Schreien. Natürlich gibt es alle möglichen Schattierungen dazwischen.

Wie bei erwachsenen Patienten beschäftige ich mich zuerst mit den Ressourcen: Ich schaue, wo der Bindungsdialog zwischen den Eltern und ihrem Baby intakt ist. Wie hält die Mutter ihr Kind im Arm? Streichelt der Vater es liebevoll über den Rücken oder den Bauch? Wie gibt das Baby seiner Lebensfreude Ausdruck, wie zeigt es, dass ihm wohl ist auf dieser Welt und bei diesen Eltern? Ich persönlich bin immer wieder tief berührt, wie liebevoll Eltern mit ihren Babys umgehen, wie viel Zärtlichkeit zu spüren ist, wie tief verbunden sich ein Vater, eine Mutter mit ihren kleinen Kindern fühlen können. *Und alles, was mich berührt, spreche ich natürlich aus. Das erstaunt die Eltern, denn sie sind ja gekommen, weil irgendetwas nicht stimmt, weil sie Hilfe suchen und brauchen.* Sie erwarten offenbar, dass ich sie in irgendeiner Form zurechtweise oder kritisiere. Aber ich bin kein Richter, ich werte nicht, ich drücke nur aus, was mein Herz für diese Familie, für dieses Baby öffnet, was meine zärtlichen Gefühle für sie zum Fließen bringt. Und wenn ich diese meine Liebe spüre, beruht das meist auf Gegenseitigkeit: Ein Feld zur Heilung ist eröffnet.

Und natürlich nehme ich in dieser ersten Phase des Kennenlernens mit dem Baby immer zuerst Kontakt über die Augen auf; mit Berührungen bin ich meist noch sehr zurückhaltend. Schaut das Baby mich an oder immer wieder haarscharf an mir vorbei? Sind seine Augen leer und erloschen, oder schaut es mit wachen, neugierigen Augen in die Welt? Die Augen sind ja bekanntlich ein Fenster zur Seele.

Sobald ich den Eindruck habe, da ist ein Kontakt zur Familie hergestellt, frage ich sie nach dem Grund, der sie zu mir geführt hat. Oder ich stelle Fragen zur Schwangerschaft und Geburt. Wenn die Eltern zu erzählen beginnen, achte ich genau auf die Reaktionen des Babys. Wann ist es zufrieden und voller Neugier, wie sind seine Bewegungen, seine Lautäußerungen, wie ist es im Kontakt mit den Eltern? Wenn sich hier etwas zu ändern beginnt, ist das ein Signal für mich: Die Bewegungen des Babys werden vielleicht schneller oder ruckartig; es beginnt, Ungeduldslaute von sich zu geben oder gar zu quengeln; und im äußersten Fall fängt es an zu weinen oder gar zu schreien. Ich unterbreche dann die Erzählungen der Eltern und richte meine Aufmerksamkeit ganz auf das Baby. Natürlich vergesse ich nicht, was sie gerade berichten wollten – ich komme dann später auf dieses Thema zurück. Indem das Baby in der eben beschriebenen Weise aktiv zu werden beginnt, zeigt es mir, wo sein Trauma verborgen liegt, wie sich seine ursprüngliche Verletzung anfühlt: Auf was und wie hat es reagiert, als die Eltern erzählten? Nun übernimmt das Baby die Führung, ich folge ihm nach. In einer solchen Situation ist es mir wichtig, *den Prozess zu verlangsamen*. Wenn wir die Umwelt mit den Augen eines Babys betrachten könnten, würden wir unser Tempo als ein »Irrenhaus« erleben. An die ursprüngliche Langsamkeit unserer Wahrnehmung, wie wir sie bei einem Baby erleben können, versuche ich mich im Folgenden wieder heranzutasten.

Nun beginnt meine Arbeit mit dem Baby. Meistens frage ich es zuerst, ob ich mich näher zu ihm hinsetzen oder ob ich es berühren dürfe. Und ich achte genau auf seine Reaktion. Gleichzeitig mache ich die Eltern darauf aufmerksam, dass *sie* die Autorität sind und alle meine Vorschläge und Berührungen des Babys selbstverständlich ablehnen dürfen. Aber vielleicht mögen sie versuchen, ihm hier, in dieser Situation, keinen Schnuller zu geben und es nicht durch Stillen oder Herumtragen oder durch irgendeine andere Methode zu beruhigen. Hier wollen wir ihm ganz einfach zuhören, wir wollen erfahren, was für eine Geschichte es uns mit seinen Tränen erzählen will. Denn *hier soll das Baby Raum erhalten*, sich zu zeigen und seine heftigen Gefühle auszudrücken – sei es Trauer, Verzweiflung, Wut, Angst oder Panik oder vielleicht auch ein Widerwille gegenüber dem Leben auf dieser Welt.

Wenn ich das Baby frage, ob ich mich ihm annähern und ob ich es berühren dürfe, achte ich genau auf seine Signale. Kickt es beispielsweise mit einer heftigen Beinbewegung gegen meine Hand, dann bemerke ich sofort: »Oh, ich sehe, du möchtest nicht berührt werden, und das ist völlig in Ordnung. Ich folge dir trotzdem nach in deinem Schmerz und versuche, dich zu verstehen und zu begleiten. Und wenn du später eine Berührung brauchen kannst, gib mir einfach ein Signal.« Ich habe kein Konzept, an welcher Körperstelle ich das Baby zuerst berühre, ich folge ganz einfach der Intuition meiner Hände. Allerdings weiß ich aus Erfahrung, dass traumatisierte Babys meist verkrampfte Fußsohlen haben. Entspannte, lockere Fußsohlen weisen dagegen auf eine emotionale Offenheit und eine gute Verbindung zu den Eltern hin. So nehme ich häufig über die Füße ein erstes Mal Kontakt mit dem Baby auf.

Natürlich ist das heftige Weinen eines Babys oft mit Koliken verbunden, mit Verspannungen im Darm. In diesem Fall zieht es mich zum Bauch hin, den ich ganz sanft zu massieren beginne. Es kann auch sein, dass ich sein Kreuz oder seinen Rücken halte oder ihm mit den Fingern ganz sanft den Nacken ausstreiche.[48]

48 Der Nacken ist nach meiner Erfahrung wohl bei allen Menschen die Körperstelle, an der sich Traumatisierungen am deutlichsten zeigen.

Und weil die Geburt erst so kurze Zeit zurückliegt, können an seinem Kopf und Nacken, die ja bei der Geburt heftigen Druckgefühlen ausgesetzt waren, Traumamuster vorhanden sein. Dann berühre ich es beschützend nur in seiner Aura.[49]

Bei allem, was ich tue, achte ich immer darauf, dass ich die Eltern beim Halten des Babys und in der Zuwendung zu ihm nicht störe. Beginnen sie selber den Bauch oder den Rücken des Babys zu streicheln, dann ist dies immer wichtiger als das, was ich tun könnte. Ich warte ab und achte darauf, wohin es mich als Nächstes zieht, oder ich lege vielleicht meine Hand auf die Hand der Mutter, um so ihre heilende Energie zu unterstützen – selbstverständlich niemals, ohne sie zuvor um Erlaubnis zu fragen. In dieser Weise begleite ich ein Baby so sanft wie möglich durch sein Weinen oder Schreien hindurch, so lange, bis es sich am Körper von Vater oder Mutter beruhigen kann, bis eine völlige Ruhe und Entspannung in seinem Körper eingetreten ist.[50]

Johannes

Die Eltern von Johannes kommen in mein Baby-Seminar, weil der 14 Monate alte Bub jede Nacht alle ein bis anderthalb Stunden schreiend im Bett erwacht. Oder er erwacht und weint dann untröstlich bis zu anderthalb Stunden lang. Zudem ist das abendliche Einschlafen immer ein Kampf – er kann sich einfach nicht in Ruhe hinlegen.

Bei Johannes fallen mir als Erstes seine schönen blauen Augen auf, die ganz traurig in die Welt schauen. Und ich glaube, beim Vater, auf dessen Schoß Johannes sitzt, einen ähnlich traurigen Ausdruck zu entdecken. An den zärtlichen Berührungen des Vaters entdecke ich, dass zwischen ihm und seinem Sohn eine innige Beziehung besteht. Noch etwas anderes fällt mir sofort auf: Johannes ist sehr wach und beobachtet aufmerksam, was um ihn herum geschieht, aber alle

49 In manchen Situationen kann eine direkte körperliche Berührung schon zu viel sein. Dann halte ich meine Hand in einigen Zentimetern Entfernung über der betreffenden Körperstelle; energetisch hört der Körper ja nicht an der Körpergrenze auf. – William Emerson und seine Schüler Ray Castellino und Karlton Terry haben eine Methode entwickelt, wie wir ein solches Traumamuster sanft und ganz allmählich ausstreichen können, bis es schließlich ganz aufgelöst ist; siehe Emerson (2000).

50 Siehe Thomas Harms (2000 sowie 2008). Siehe auch Mechthild Deyringer (2008), Paula Diedrichs und Vera Olbricht (2002) und natürlich alle Bücher von Aletha Solter. Siehe auch Karlton Terry (2014).

seine Bewegungen sind ganz langsam, und alles, was er untersucht, führt er mit einer großen Bedächtigkeit und Achtsamkeit aus.

Schließlich beginnt die Mutter von sich zu erzählen. Am Ende ihrer Schwangerschaft habe sich eine Gestose[51] entwickelt: Sie hatte Wassereinlagerungen im Körper, Eiweiß im Urin und Bluthochdruck. Sie selbst habe das gar nicht bemerkt, und ihre Frauenärztin habe die Krankheit nicht erkannt. Als sie dann einen ersten Kontakt zu der Klinik herstellte, in der sie gebären wollte, habe der diensttuende Arzt sofort eine Notfallgeburt eingeleitet. Dieser Arzt hatte offenbar als Geburtshelfer in Afrika gearbeitet und dort mehrere Babys durch eine Gestose verloren; das wollte er nun unter allen Umständen vermeiden. Salopp sagte er, dass er hier keine toten Kinder erleben wolle. Damit hatte er jedoch die Grenzen von Johannes' Mutter massiv verletzt, die daraufhin angstbedingt in einen tiefen Schockzustand verfiel. Sie reagierte mit einer heftigen Migräne, einem Symptom, das sie seit ihrem 30. Lebensjahr kennt und das auf eine tiefer liegende Verletzung hinweist. Nachdem der Versuch, die Geburt medikamentös einzuleiten, zweimal ohne Erfolg geblieben war, wurde Johannes schließlich per Kaiserschnitt geholt. Doch seine Mutter konnte das alles wegen ihrer Migräne kaum mehr realisieren.

Jetzt versuche ich, ihre bisher schnell vorgetragene Erzählung zu verlangsamen, weil ich spüre, dass hier eine Menge heftiger Gefühle verborgen sind. Als Erstes sage ich, nach meiner Erfahrung sei eine Migräne Ausdruck einer schweren Verzweiflung. Und dann frage ich sie, ob sie zu einem Experiment bereit sei, das ihr vielleicht helfen könne, all die vielen heftigen Gefühle, die sie damals während der Geburt unterdrückt habe, jetzt wirklich zu erleben und zuzulassen – ob sie bereit sei, sich in den Schoß ihres Mannes zu setzen, und sich bequem an seinen Körper anzulehnen. Beide Eltern sind damit einverstanden, und meine Mitarbeiterin Gaby Fleck und ich unterstützen die Mutter mit Kissen und Decken, so dass sie ganz geborgen im Schoß ihres Mannes sitzen und sich völlig entspannen kann. Wir beide, Gaby und ich, setzen uns ihr zur Seite, so dass wir sie an Schultern, Armen oder Beinen halten können, sollte das notwendig sein, um den Prozess der Entspannung weiter zu vertiefen. In der Geborgenheit dieser Situation beginnt die Mutter heftig zu weinen und am ganzen Körper zu zittern. Aus der Traumaarbeit weiß ich, dass sich auf diese Weise ein altes Trauma auflösen kann – bei Johannes' Mutter die extremen Gefühle der Angst um ihr Baby und des tiefen

51 Gestose ist eine schwangerschaftsbedingte Krankheit, die auch als Präeklampsie bezeichnet wird. Auch das Baby ist dadurch gefährdet; es kann im Bauch der Mutter absterben, wenn die Krankheit nicht rechtzeitig diagnostiziert wird.

Verletztseins durch den Arzt, die sie während der Geburt einfach nicht zulassen konnte. Nach einer Weile erzählt sie, sie habe nach der Geburt überhaupt nicht realisiert, dass sie ein Kind geboren habe. Auch die Gegenwart ihres Mannes habe sie in ihrem Schockzustand kaum gespürt.

An diesem Punkt baue ich Ressourcen auf: Ich achte darauf, dass die Mutter im Schoß ihres Mannes völlig entspannt ist, so kann sie auch die Verbindung zu ihm wieder in der ganzen Tiefe erleben. Und zugleich spürt sie die immense Trauer, die sie damals, während der Geburt von Johannes, nicht spüren konnte. Ich habe nun das Gefühl, dass eine innige Verbundenheit zwischen den Eltern besteht. Johannes' Mutter ist erfüllt von Dankbarkeit, sein Vater von einer großen Offenheit und Fürsorglichkeit für seine Frau.

Wie reagiert Johannes auf die innige Verbundenheit seiner Eltern, wie reagiert er auf die Tränen seiner Mutter? Zuerst will er die Kissen und Decken unter dem Körper der Mama wieder wegziehen, dann kriecht er hinter dem Rücken seines Vaters herum, kurz: Er »stört«. Ich habe die innere Vorstellung, dass er die heftige Trauer seiner Mutter vielleicht erahnt und sie davor bewahren will. Da meine Mitarbeiterin den Trauerprozess der Mutter jedoch unbedingt unterstützen möchte, bietet sie Johannes an, in dem an den Therapieraum angrenzenden Zimmer mit ihm zu spielen, wozu er auch bereit ist. Er kommt immer mal wieder zu seiner Mama zurück, um ihr ein Taschentuch zu bringen, mit dem sie die Tränen abwischen kann. Oder er möchte ganz einfach kurz ihre Nähe spüren und nimmt dann sein Spiel mit Gaby wieder auf.

Die Mutter erzählt, mit der Geburt von Johannes sei die Trauer aber noch nicht zu Ende gewesen – ihre Operationsnaht sei nach wenigen Tagen wieder aufgeplatzt. Und weil damals in der Klinik gerade ein Fest gefeiert wurde, habe niemand richtig Zeit für sie gehabt und sie sei deshalb vom Krankenhauspersonal zunächst nicht ernst genommen worden. Sie musste längere Zeit unversorgt mit der offenen Wunde in ihrem Bett liegen und hatte dabei ein Gefühl der »Todesnähe«. Johannes sei bei ihr gewesen, doch habe er während der ganzen Zeit geschlafen. Meine Fantasie dazu: Er »wusste«, dass seine Mutter in einer lebensbedrohlichen Situation war, und er schonte sie. Während sie all das erzählt, liegt die Mutter weiterhin völlig geborgen im Schoß ihres Mannes, und ich berühre zusätzlich ihre Schulter, um ihr Gefühl des Beschütztseins noch zu verstärken. Sie wird immer wieder von Wellen der Trauer heimgesucht und beruhigt sich dann wieder, bis die nächste Welle von Trauer und Schmerz kommt.

Mitten in diesem Prozess kommt Johannes zu seinen Eltern gelaufen, diesmal nicht, um die Mama zu trösten, sondern er selber hat angefangen, untröstlich zu weinen. Dabei ist »äußerlich« nichts passiert, was seine Trauer ausgelöst hätte – ganz offensichtlich ist er in einen ähnlichen Prozess hineingeraten wie seine Mutter. Oder er meldet ganz einfach an, dass er jetzt auch Zeit für sich, für die Behandlung seines Traumas brauche, nachdem er wegen der Lebenssituation seiner Eltern seine eigenen Gefühle so lange nicht offen, und das heißt am Tage, spüren und zeigen durfte. In seiner eigenen überwältigenden Trauer sucht Johannes aber nicht etwa die Nähe von Mama oder Papa, sondern er bleibt in einer gewissen Distanz vor ihnen stehen. Gaby ist ganz beunruhigt, sie steht hinter ihm und hält ihre beiden Hände schützend an seine Seiten.

Nun geschieht etwas Merkwürdiges: Er beginnt – in den schützenden Armen von Gaby – sich um die eigene Achse zu drehen. Sie glaubt zunächst, er fordere sie auf, ihn zu trösten, und nimmt ihn deswegen an ihren Körper, aber das verstärkt seine Tränen nur. So begleitet Gaby ihn schließlich voller Sorge direkt zu den Eltern hin. Für kurze Zeit sucht er die Nähe der Mutter – er krabbelt auf ihren Schoß –, bewegt sich dann aber mit aller Kraft wieder von ihrem Körper weg. Das Gleiche macht er auch beim Vater. Beiden Eltern ist dieses Verhalten sehr vertraut, vor allem nachts, wenn er so »untröstlich« weinen muss, verhält er sich so.

Trotz seiner Trauer beginne ich mit Johannes zu sprechen. Ich erkläre ihm, dass es der Mama während seiner Geburt und auch danach sehr schlecht ging. Sie wollte ihn überhaupt nicht so gebären, in dieser Klinik und auf diese Weise, mit Kaiserschnitt. Aber sie durfte damals nicht über sich selbst bestimmen und musste das alles über sich ergehen lassen, ohne sich wehren zu können. Seither lebe sie wie in einem Schockzustand; die große Trauer und auch ihre Wut und Enttäuschung konnte sie damals gar nicht zulassen, denn sonst wäre sie mit ihrem Alltag nicht mehr zurechtgekommen. Und dann sage ich: »Ich glaube, dass du die große Trauer deiner Mama und auch deines Papas immer gespürt hast, aber du hast ihnen ja nicht helfen können.« Die Traurigkeit, die er wegen der Eltern empfinde, komme – das sei meine Vermutung – jede Nacht, wenn er aufwache und so untröstlich weinen müsse, zum Vorschein. Und ich frage Johannes mehr als einmal, ob ich ihm auf irgendeine Weise helfen dürfe, ob ich ihm vielleicht die Hand geben oder ihn sonst unterstützen dürfe, aber er lehnt das jedes Mal eindeutig ab – eine für mich schwierige Situation.

Dann aber geschieht etwas Unglaubliches: Johannes setzt sich auf den Schoß seiner Mama, und ganz plötzlich hört er auf zu weinen und schaut gedankenverloren ins Leere. Mich mutet das so an, als ob er sehnsüchtig in die jenseitige Welt blicke. Ich füge deshalb hinzu, seine Traurigkeit war mir sofort aufgefallen, schon als er hereingekommen war, und dann, als er bei seinem Papa auf dem Schoß saß. Vielleicht sei dieser Lebensanfang, seine Geburt, so traurig gewesen, dass er gar nicht leben wolle. Aber nun seien Mama und Papa aus ihrem Schockzustand erwacht und könnten ihre eigene Trauer und ihren Schmerz zulassen. Er dürfe so die Nähe zu beiden Eltern spüren, und auch er habe jetzt erfahren, dass er seine Traurigkeit zulassen dürfe, von der er jede Nacht im Schlaf überfallen wird.

Johannes hört mir aufmerksam und immer noch ganz ruhig zu. Mir kommt er vor wie ein Philosoph, der angespannt über etwas nachsinnt. Nach einer längeren Zeitspanne kommt wieder Leben in seinen Körper, und er sucht nun die körperliche Nähe zu seinen Eltern. Die heftige Trauer, die in dieser Familie verborgen war und die in der Sitzung zum ersten Mal an den Tag gekommen ist, wird von einer ebenso großen Herzlichkeit und Heiterkeit abgelöst.

Einige Monate später meldet sich die Familie bei mir zurück. Als Erstes berichten die Eltern, dass sich ihre Familiensituation durch die Begegnung mit mir völlig verändert habe. Sie versuchten jetzt nicht mehr, Johannes in seinem Gitterbettchen zum Schlafen zu bringen, wogegen er immer protestiert habe, er dürfe jetzt im Familienbett einschlafen: so könne er sofort seinen Kopf ablegen und schlafe ein. Der Kampf ums Einschlafen sei vorbei. Und nachts habe Johannes – von einigen Ausnahmen abgesehen – durchgeschlafen. Vor allem aber könne er nun Nähe zulassen, ja, er schmuse gerne mit beiden Eltern, das sei einfach wunderbar. Ferner berichtet der Vater, dass Johannes eine ausgesprochen große Anhänglichkeit an ihn entwickelt habe. So weine er, wenn er weggehe, und er wolle vor allem von ihm getröstet werden. Manchmal sei die Mutter fast ein bisschen eifersüchtig.

Daraufhin frage ich den Vater, ob Johannes eventuell auch bei ihm eine gewisse Trauer spüre oder gar von ihm übernommen habe? Er weiß darauf keine Antwort. Das Einzige, was ihm dazu einfällt: Wenn er von der Arbeit nach Hause komme, sei er oft genervt, dann habe er das ausgesprochene Bedürfnis, allein gelassen zu werden.

Da der Vater relativ hilflos erscheint, was Erinnerungen an seine Kindheit betrifft, wende ich mich nochmals an seine Frau und frage sie, ob ihr irgendetwas an ihm aufgefallen sei? Als Erstes fällt ihr ein, dass sie mit ihrem Mann bereits ein Jahr lang zusammen war, als er sie zum ersten Mal mit seinen Eltern bekannt machte. Und bei diesem Besuch sei ihr aufgefallen, dass ihr Mann durch den eigenen Vater dauernd entwertet worden sei. Das sei so schlimm gewesen, dass sie am liebsten davongelaufen wäre. Und was die Schwiegermutter betrifft, da fällt ihr ein, dass sie sehr wenig Zärtlichkeit zeige, sowohl ihrem Mann als auch ihrem Sohn gegenüber. Dann erwähnt sie noch, dass es mit der Schwester des Mannes diverse gravierende Geschichten gegeben habe. Aber darüber werde nicht gesprochen, das sei tabu.

Am Ende der Sitzung möchte ich vor allem dem Vater ein paar Worte auf seinen Lebensweg mitgeben. *Ich mache ihm Mut, zusammen mit seinem Sohn zu spüren, wie schön eine Vater-Sohn-Beziehung sein kann!* Bei seinem eigenen Vater hat er das ja nie erleben dürfen. Und dann sage ich noch, in seiner Familie sei ja sehr wenig über Gefühle und Konflikte gesprochen worden, aber in dieser Hinsicht könne ihm seine Frau helfen, durch sie könne er Heilung erfahren. Ich könne mir vorstellen, wenn er genervt vom Geschäft nach Hause komme, dann sei dort möglicherweise etwas vorgefallen, was ihn an seine eigene Familiensituation erinnert habe – an seine ständige Entwertung durch den Vater oder an die mangelnde Nähe und Zärtlichkeit der Mutter. *In solchen Augenblicken sei es seine Aufgabe, sich nicht abzulenken, sondern genau in sich hineinzuspüren.* Und es sei vor allem wichtig wahrzunehmen, was er von seiner Frau in diesem Augenblick brauchen könne, ob er Nähe brauche oder im Gegenteil allein gelassen werden wolle. So könne er, wenn er aufmerksam nach innen horche, heil werden durch seine Frau und durch seinen Sohn. So wie ich in der ersten Sitzung eine große Nähe zu Johannes' Mutter erlebt hatte, mit der ich mich tief verbunden fühlte, spüre ich jetzt meine ganze Sympathie und Liebe für diesen Vater. Wir verabschieden uns mit einer herzlichen Umarmung.

Zum Schluss möchte ich die wesentlichen Erfahrungen aus der Therapie von Johannes und seinen Eltern noch einmal zusammenfassen: In erster Linie trägt Johannes das Schicksal seiner Mutter, den unerlösten Schock, den sie bei seiner Geburt erlebte. Und dieses Geburtserleben weist, wie auch bei Elias Mutter, auf eine viel ältere Geschichte hin, nämlich auf die Migräneanfälle, die sie schon früher hatte – auf ihre uralte Verzweiflung. Als die Mutter bereit ist, all die in diesem Schock verborgenen Gefühle zuzulassen, kann auch Johannes seine eigenen heftigen Gefühle, die in dem nächtlichen Erwachen bzw. in den nächtlichen Anfällen von untröstlichem Weinen zum Ausdruck kommen, endlich loslassen. Er schläft durch, und er ist fähig, Nähe zuzulassen, er beginnt mit den Eltern zu schmusen und lässt sich von ihnen trösten – etwas Wunderbares für diese Eltern, die so verzweifelt darüber waren, dass sie ihr Kind in seiner Not nicht beruhigen konnten.

Mein Eindruck ist, dass Johannes auch die Familiengeschichte seines Vaters trägt: So sind mir als Erstes seine traurigen Augen und dann auch die des Vaters aufgefallen. Und er ist so eng an seinen Vater gebunden, dass die Mutter manchmal eifersüchtig wird. Dem Vater ist sein Schicksal gar nicht richtig bewusst, es ist die Mutter, die erzählt, dass er ein Leben lang von seinem eigenen Vater herabgesetzt und entwertet worden ist; aus diesem Grund meidet er ja auch seine Familie. Johannes dagegen ist so eng an seinen Papa gebunden, dass er weint, wenn er den Raum verlässt, und er möchte nur von ihm getröstet werden. *In die-*

ser engen Bindung ist für den Vater ein unendlich heilendes Potenzial verborgen: Er kann in der Beziehung zu seinem Sohn eine Nähe und Liebe spüren, die er selber in der Beziehung zu seinem Vater nie erleben durfte. Ich habe immer wieder auf die emotionale Abwesenheit der Väter hingewiesen, darauf, dass sie häufig ihre Gefühle nicht zeigen können – aber gerade der Papa von Johannes, der in seiner eigenen Herkunftsfamilie so wenig Zärtlichkeit und Nähe erlebt hatte, gehört nun zu einer neuen Generation von Vätern, die dieses Muster durchbrechen.

Ich erinnere mich in diesem Zusammenhang auch an *Jürg*, der seinen zweijährigen Sohn jede Nacht zu sich ins Bett nahm, um seine Frau, die gerade ein zweites Baby geboren hatte, zu entlasten. Auch Jürg litt unter einer ganz schwierigen eigenen Vaterbeziehung. Er äußerte die Befürchtung, dass seine Beziehung zu seinem Sohn vielleicht zu eng sein könnte, ja, er fragte sich, ob andere das nicht vielleicht sogar als Missbrauch betrachten könnten. Aber nach meiner Auffassung ist diese Beziehung nicht zu eng oder gar missbräuchlich, sondern ganz einfach heilend! Wichtig ist nur, dass Eltern dies spüren, dass sie die Bindung zulassen und ihre Liebe und Dankbarkeit ihren Kindern gegenüber ausdrücken können.

An Johannes haben wir gesehen, wie einfühlsam Babys sind und wie sehr sie das Schicksal ihrer Eltern mittragen. Ich möchte in diesem Zusammenhang noch ein Detail aus einer anderen Kindertherapie berichten, das diesen Aspekt vielleicht noch vertiefen kann. Eine Mutter, ich will sie *Helena* nennen, suchte meine Hilfe wegen der extremen Lebendigkeit ihrer beiden drei- und fünfjährigen Jungen; man hätte sie auch als hyperaktiv bezeichnen können. Diese beiden Buben waren in ihrem Spielverhalten so wild und laut, dass ich die Worte der Mutter nicht mehr verstehen konnte und ganz nahe zu ihr hinrücken musste – und dies, obwohl die beiden sich in das an den Therapieraum anschließende Nebenzimmer verzogen und die alte Glasschiebetür zugezogen hatten, um »ungestört« spielen zu können. Dann sah ich plötzlich die traurigen Augen der Mutter, und ich fragte sie, ob sie vielleicht eine große Traurigkeit zurückhalten müsse? Als Antwort rannen ihr sofort die Tränen über die Wangen. Und je mehr Helena ihre Trauer zulassen konnte, desto leiser wurde es im Nebenzimmer. Es ist mir natürlich vertraut, dass Kinder auch bei den wildesten Spielen immer genauestens »hören«, was die Eltern erzählen und was in ihnen vorgeht. Die Kinder von Helena konnten jedoch schon aus akustischen Gründen gar nicht verstehen, was die Mutter sagte, der Lärm, den sie machten, übertönte alles, und zudem war die Schiebetür verschlossen. Aber die *Energie* der mütterlichen Trauer erfüllte sofort den ganzen Raum bis hinein in das Nebenzimmer und brachte diese beiden »wilden Kerle« zur Ruhe.

Für mich ist es immer wieder faszinierend zu beobachten – und deshalb wiederhole ich es auch gerne –, wie einfühlsam kleine Kinder wie Johannes, Elia, Mirjam und Sebastian mit ihren Eltern verbunden sind, deren unerledigte Kinderschicksale sie in sich tragen. Wenn Eltern die Fähigkeit haben, oder wenn es uns als Therapeuten gelingt, ihnen dabei zu helfen, einen Zugang zu ihrem frühen Kinderschicksal, ihrem »verletzten inneren Kind«, zu finden, das heißt, wenn sie all die verborgenen, schwierigen, verdrängten oder ganz und gar abgespaltenen Gefühle zulassen und erleben können, dann ist ihr Kind von seinem Schreien und Weinen »erlöst«.

»Wilde« Kinder

Babys sind körperlich eher passiv, ihre Bewegungsfähigkeit ist, zumindest bis etwa zum Ende des ersten Lebensjahres, noch eingeschränkt. Ihre Lebendigkeit, Neugier und Lebensfreude drückt sich in ihren Augen, den kleinen, aber oft sehr temperamentvollen Bewegungen ihrer Arme und Beine und in ihren Lautäußerungen, ihrem »Plaudern« und Lachen, aber auch in ihrem Weinen und Schreien aus. Ältere Kinder zeichnen sich durch eine viel höhere Aktivität, ja häufig Wildheit aus. Sie haben viel mehr Möglichkeiten, ihrer Spontaneität Ausdruck zu verleihen. Dazu zwei Beispiele.

Der vierjährige *Nicolas* kommt zu mir, weil er so scheu und ängstlich ist bzw. sich nicht von der Mutter trennen kann, was ein brennendes Problem ist, seit er in den Kindergarten gehen soll. Seine Vorgeschichte: Die Mutter hatte am Ende der Schwangerschaft ein Hellp-Syndrom, eine von medizinischer Seite sehr gefürchtete Schwangerschaftskomplikation, weil das Leben von Mutter und Baby gefährdet ist. Wird bei einer Schwangeren ein Hellp-Syndrom festgestellt, muss das Baby meist sofort per Kaiserschnitt geholt werden.

Nach Rupert Linder, Gynäkologe und früherer Präsident der Internationalen Gesellschaft für prä- und perinatale Psychologie und Medizin, ist dieses Krankheitsbild auf dem Hintergrund einer hochkomplexen Familiendynamik zu verstehen. Er hat herausgefunden, dass die Mütter von Schwangeren, bei denen eine Gestose, insbesondere ein Hellp-Syndrom auftritt, an einem schweren, unaufgearbeiteten Trauma leiden. Die Töchter übernehmen die unerlösten Verletzungen der Mutter, und wenn sie schwanger werden, kann dies zum Ausbruch eines Hellp-Syndroms führen.

Bei Nicolas' Geburt wären er und seine Mutter fast gestorben. Nach allem, was ich von der Mutter über das Geschehen vor und bei der Geburt gehört habe, nehme ich an, dass Nicolas' auffallende Ängstlichkeit, seine »Scheuheit«, ein Relikt seines schweren Geburtserlebens ist. Hier im Behandlungsraum spüre ich intuitiv, dass hinter seiner Ängstlichkeit eine große Wut verborgen ist. So biete ich Nicolas zwei Batakas an, Schaumgummischwerter, mit denen Kinder und auch Erwachsene auf »Wutobjekte« einschlagen dürfen. Damit Nicolas sieht, was man mit Batakas so alles machen kann, zeigen meine Mitarbeiterin Birgit Becker und ich ihm zuerst, wie wir aufeinander einschlagen können, ohne uns zu verletzen. Nicolas findet sofort großen Gefallen an diesen Schwertern und getraut sich schließlich, immer heftiger auf mich einzuschlagen, wobei ich mehrmals mit simulierten »Schmerzlauten« auf den Boden sinke. Je mehr er mich und dann auch Birgit »vernichten« darf, desto größer wird seine Freude und Heiterkeit – vor allem, weil er spürt, dass wir nicht tot sind und den Kontakt zu ihm nicht abbrechen, dass wir uns vielmehr über die in ihm erwachte Lebensfreude und seinen Mut freuen. Zum Schluss getraut er sich, sogar seine Eltern anzugreifen und auf sie einzuschlagen. Das alles endet schließlich in seiner völligen Erschöpfung und einer großen Heiterkeit.

Ich verstehe die unbändige, in Nicolas aufgestaute Wut als Reaktion auf die überwältigende Bedrohung, der er während seiner Geburt ausgesetzt war und die ihn in eine Art permanenten Schockzustand versetzte, so dass er seine heftigen Wutgefühle nie wirklich erleben konnte – zurückgeblieben ist davon nur sein scheues Verhalten.

Einige Zeit später höre ich von der Mutter, Nicolas erzähle allen Menschen, die es wissen wollten, er habe seine Ängstlichkeit »in Basel gelassen«. Die Trennung von den Eltern war danach natürlich kein Problem mehr.[52]

Die sechsjährige *Milena* ist ein sehr aktives, offenes und neugieriges, sehr süßes Mädchen mit viel Charme. Sie wird von ihren Eltern zur Behandlung gebracht, weil auch sie sich nicht von ihnen trennen kann, wenn sie in den Kindergarten soll; für beide Eltern ist das ein großes Problem. Dieses Sich-nicht-Trennen-Kön-

52 Zu dieser Art Kindertherapie siehe die Arbeiten von Antonia Stulz-Koller (2002): »Ein sicheres Haus für Charlie. Spieltherapie mit Familien unter Einbeziehung von Aspekten aus der prä- und perinatalen Psychologie«. In: *International Journal of Prenatal and Perinatal Psychology and Medicine 14*: 325–336. Und Antonia Stulz-Koller (2011): »Lebensgewebe. Wie Kinder prä- und perinatale Bindungen in der Therapie zum Ausdruck bringen«. In: Peter Schindler (Hg., 2011) *Am Anfang des Lebens*, S. 229–264. Antonia Stulz erzählt in diesen Aufsätzen, wie wild und dramatisch Kinder die Traumatisierungen, die sie während der Schwangerschaft erfahren haben, ausdrücken können. Nur so viel sei hier verraten: Ein Haus ist *das* Schwangerschaftssymbol. Die wildesten Geschichten in der Therapie spielen sich rund um selbstgebaute Hütten ab.

nen hat bei Milena einen wichtigen Vorläufer: Bis vor etwa einem halben Jahr konnte Milena sich auch nicht von ihrem Kot trennen, und sie und ihre Eltern mussten komplizierte und nervenaufreibende Prozeduren auf sich nehmen, um mit diesem Problem fertigzuwerden.

Die erste und einzige Sitzung mit Milena will ich hier mit wenigen Strichen wiedergeben. Milena drehte schon nach kurzer Zeit immer heftiger auf. Mit großem Anlauf unternahm sie wilde Sprünge auf den Kopf ihres Vaters oder rannte mit voller Wucht gegen seinen Bauch. Vor meinem inneren Auge entstand das Bild einer wilden Zeugungsgeschichte, bei der sie selbst möglicherweise ein »aggressives« Spermium darstellte. Tatsächlich erzählte der Vater in dieser Sitzung, dass Milena in einer für ihn und seine Partnerin außerordentlich schwierigen Zeit entstanden sei; ihre Beziehung habe sich damals in einem starken Wandlungsprozess mit extremen Unsicherheiten befunden.

Die Mutter wiederum erzählt von ihrer eigenen extrem schwierigen Kindheit, da sie nach der Scheidung der Eltern den aggressiven und sexuellen Übergriffen des Vaters ausgesetzt war, während sie für ihren Stiefvater nur Verachtung empfinden konnte. Auch das Verhältnis zu ihrer Mutter war sehr belastet, mütterliche Nähe und Vertrauen hatte sie kaum erlebt. Schließlich sagt sie, sie verspüre Angst davor, ihre Gefühle zuzulassen, weil sie dann nur noch schreien könnte. Wie diese Frau, die ein so schweres Schicksal hatte, ihr Leben gemeistert und gestaltet hat, ist für mich wie ein kleines Wunder, und ich spüre Bewunderung und Liebe für sie.

Zwar sind die Eltern zu dieser Sitzung wegen der *Problematik Milenas* gekommen, doch aufgrund der entstandenen tiefen Verbindung zu mir können sie nun spüren, wie viel von *ihrem eigenen Schicksal* in Milenas Schwierigkeiten verborgen ist. Ich selbst habe in dieser Behandlungsstunde nur wenig gesagt, ich habe auch Milena nichts von meinen Gedanken und Vermutungen mitgeteilt. Es genügte, dass die Eltern in dieser Sitzung in Anwesenheit ihrer Tochter spüren konnten, wie sehr sie selbst mit ihren eigenen Gefühlen in Milenas Probleme verwoben waren, *und dass sie diese Gefühle jetzt zu sich nehmen konnten.* Allein dadurch haben sie ihre Tochter entlastet, ja erlöst. Die Trennung von den Eltern im Kindergarten war nach dieser Sitzung für Milena kein Problem mehr.

Meine Arbeit mit den Eltern

Aus meinen bisherigen Ausführungen ist klar geworden: Ich arbeite nie mit einem Baby allein, sondern immer zugleich mit den Eltern. Manchmal steht das

Baby im Vordergrund, manchmal die Eltern – je nachdem, wer von den anwesenden Personen am stärksten aktiviert ist, das heißt, bei welcher Person die meisten Gefühle nach oben drängen.[53]

Wenn ich mit Eltern und ihrem weinenden Baby arbeite, dann sind die Eltern mit ihrer Aufmerksamkeit meist »im Körper« des Babys; dies habe ich von meinem Freund Thomas Harms gelernt. Dazu eine kleine Anmerkung: Je stärker ein Baby weint und je erschöpfter die Eltern sind, desto mehr sind sie mit ihrer Aufmerksamkeit und Energie bei ihrem Baby und desto weniger schauen sie sich gegenseitig an. Ihre eigenen Ressourcen sind für sie nicht mehr erreichbar, ihre Liebe zueinander fließt nur noch kärglich, der Konfliktpegel nimmt entsprechend zu. Thomas hilft den Eltern, durch bestimmte Atemtechniken in ihren Körper zurückzukehren. Ich hingegen frage den Elternteil, welcher das Baby auf dem Körper hält, ganz einfach: Was spürst du gerade in deinem Körper? Und weil die Eltern durch die Existenz ihres Babys und aufgrund seiner Hilferufe und seines Weinens meist völlig geöffnet sind für ihre eigenen frühen Verletzungen, fällt es ihnen in dieser Situation meist leichter, wirklich wahrzunehmen, was sie gerade jetzt in ihrem Körper spüren: einen Klumpen im Bauch, Schmerzen im Herzen, einen steifen Nacken oder einen Kloß im Hals und so fort … und schon sind sie auf die Ebene ihrer frühesten Erfahrungen vorgedrungen.

Als nächsten Schritt bitte ich die Eltern, einen Moment innezuhalten und ihre Aufmerksamkeit für eine Weile einfach dem Kloß im Hals, dem Schmerz im Herzen, dem Klumpen im Bauch zuzuwenden und darauf zu achten, was dann geschieht, wie sich ihr Körpergefühl vielleicht allmählich verändert. Ob irgendwelche Gefühle auftauchen, innere Bilder, Erinnerungen. Oder ob sie einen Bewegungsimpuls verspüren. Mit anderen Worten, ich bitte die Eltern erneut, sich ihrer eigenen traumatisierten Seite, ihrer eigenen Verletzung, die durch ihr Baby wachgerufen wurde, auf der Körperebene zuzuwenden.

Dann versuche ich, den Eltern Schutz und Geborgenheit zu geben, damit sie sich dem neu aufgetauchten Körpergefühl ganz hingeben können. Ich frage sie, ob ich ihnen meine Hand auf den Rücken, den Bauch oder das Herz legen darf, während sie ihr Baby halten. Sie sollen nichts weiter tun, als sich einfach weiter auf ihr Körpergefühl zu konzentrieren und darauf zu achten, wie es sich

---

53 Ein gutes Beispiel für mein Vorgehen in diesem Punkt ist die Behandlung des kleinen Pius; siehe dazu meinen Artikel »Den Teufelskreis in einen Engelskreis umwandeln« auf meiner Website, S. 1f. und S. 4ff. Ich habe nicht nur mit dem kleinen Pius intensiv gearbeitet, sondern auch mit seinen Eltern. Bei Rebekka, Christoph und ihrer sechs Monate alten Tochter dagegen sind eigentlich nur die Eltern durch einen tief gehenden Prozess gegangen.

allmählich verändert – ob es stärker oder schwächer wird, ob sich der Schmerz und die Spannung verlagern, ob ein neues Gefühl hinzukommt, ob zusätzliche Erinnerungen auftauchen. Wenn es den Eltern gelingt, in dieser Weise auf der Körperebene zu arbeiten und aus dem »Geschichtenerzählen« herauszukommen, dann haben sie den präverbalen Raum betreten und können in die Zeit zurückkehren, als sie selbst im Bauch ihrer Mutter waren, zu ihrer Geburt und in die frühe Babyzeit. Bewusste Erinnerungen, von denen sie berichten könnten, gibt es aus dieser Zeit nicht. Vielleicht kennen sie von ihren Eltern irgendeine Anekdote aus ihrer frühen Lebenszeit – notwendig ist das nicht. Wichtig ist nur, dass sich im Körper der Eltern etwas verändern darf. Die geborgene Atmosphäre im Behandlungsraum und meine behutsamen Berührungen unterstützen diesen Prozess.

Mit den Veränderungen, welche die Eltern in ihrem Körper wahrnehmen, setzt die Heilung ein. *Ich brauche gar nicht genau zu wissen, was passiert.* Natürlich ist es hilfreich für den inneren Prozess, wenn Körperempfindungen, Gefühle und schließlich auch die entsprechenden Erinnerungen zusammenfließen, wenn die Eltern also auch verstehen, warum sie und ihr Baby so heftig reagieren. Das Verstehen ist eine zusätzliche Hilfe, aber niemals die Voraussetzung für Heilung und Veränderung.

Weil die Berührung des Körpers etwas so Intimes ist, frage ich den betroffenen Elternteil meist, ob er oder sie lieber von seiner Partnerin bzw. ihrem Partner oder von mir berührt werden möchte. Vom Partner oder der Partnerin Unterstützung anzunehmen ist manchmal einfacher. Bei zerstrittenen Eltern, die sich in einer tiefen Krise befinden, ist das allerdings nicht angezeigt. Gehen die Eltern jedoch auf mein Angebot ein und sind sie bereit, das gegenseitige Berühren auszuprobieren, dann achte ich darauf, dass die Mutter dem Vater – oder der Vater der Mutter – die Hand *liebevoll* aufs Herz, den Rücken oder den Bauch legt, während er oder sie das weinende Baby auf dem Körper trägt. Eltern sind in dieser Hinsicht meist sehr offen, vor allem wenn sie spüren, dass sie damit ihren Partner wirklich unterstützen können. In dieser Situation beginnt die Liebe, die zuvor fast nur noch dem Baby galt, wieder zu fließen.

Den unterstützenden Elternteil mache ich immer darauf aufmerksam, dass er (oder sie) ganz bequem und entspannt sitzen sollte, damit seine heilenden Kräfte wirklich fließen können. Ich gebe der Mutter (oder dem Vater) eine Decke unter den Arm, den Ellenbogen oder, wenn sie am Boden sitzt, ein Kissen unters Knie, damit sie die Beine nicht selber halten muss. Sich ganz zu entspannen, das ist jetzt die Aufgabe des unterstützenden Elternteils. Und ich bitte ihn (oder sie), seine Körperstellung zu ändern, sobald er nicht mehr ganz entspannt ist; auch von mir kann er eine direkte Unterstützung bekommen, wenn sein Nacken oder sein Rücken steif geworden ist oder zu schmerzen beginnt.

Am liebsten lasse ich den Elternteil, der das weinende Baby auf dem Körper trägt, seinem Partner im Schoß sitzen – das garantiert größtmögliche Geborgenheit. Und je geborgener sich derjenige, der sich auf die Reise in seine frühen Erfahrungen begibt, fühlen darf, umso eher tauchen die Gefühle und Körperempfindungen auf, die für ihn jetzt notwendig und wichtig sind. Aus Erfahrung weiß ich auch: Zärtlichkeit und Liebe haben in angespannten Familiensituationen häufig nur wenig Raum. Wenn der junge Papa seine Frau hier in den Schoß nehmen darf, ist das für ihn ein Schritt, seine Zärtlichkeit und Liebe für seine Frau wiederzuentdecken, und er kann die Nähe und Geborgenheit genießen, die er seiner Frau jetzt geben darf. Bei der jungen Mutter geschieht das Gleiche. Die blockierten Ressourcen beginnen wieder zu fließen.

Für denjenigen, der das Baby auf dem Körper trägt, bedeutet das: Er – oder sie – darf sich jetzt ganz fallenlassen. Hier geht es nur noch um ihn und um die Gefühle, welche das Baby mit seiner Trauer, seiner Wut oder Angst bei ihm ausgelöst hat. Je mehr sich die Mutter oder der Vater fallenlassen dürfen, umso tiefer sind die Körperprozesse und Gefühle, in die sie jetzt eintauchen. Und je mehr die eigenen Gefühle ins Fließen kommen, desto ruhiger wird das Baby – ich erlebe es fast regelmäßig, dass das Baby nach kurzer Zeit tief und fest am Körper der Mutter oder des Vaters eingeschlafen ist. *Die Ruhe, die dann einkehrt, dieses Verschmelzen, ist ein heiliger und heilender Augenblick, den ich so wenig wie möglich störe.* Ich bin einfach da. Eine andächtige Stille breitet sich aus. Und wenn das Baby nicht eingeschlafen ist, dann ist es jetzt ganz wach, offen und neugierig, fröhlich und ganz auf seine Eltern bezogen.

Vielleicht habe ich beide gehalten, die Mutter und den Vater, denn ich versuche, die Energie, die zwischen ihnen und dem Kind zu fließen beginnt, zu verstärken. Es kann auch sein, dass ich nur den Vater berühre und das Baby, oder ich lege meine Hand auf die Hand der Mutter, die das Baby hält. Beide Male verstärke ich die heilende, liebevolle Energie, die zwischen ihnen zu fließen beginnt. Vielleicht ist das aber auch gar nicht notwendig, und es genügt schon, dass ich einfach da bin und meine liebevolle Aufmerksamkeit auf die Familie richte.

Nicht immer, aber manchmal, wenn ich es für notwendig erachte, erzähle ich dem Baby zum Schluss der Sitzung noch einmal, was ich von ihm und seinen Eltern verstanden habe. Ich sage ihm dann in ganz einfachen Worten, was die Eltern mir erzählt haben und was ich selber beobachten konnte. Ich versuche vor allem zu differenzieren, welche Gefühle zu ihm, dem Baby, gehören und welche zu den Eltern. Und ich sage ihm, dass die heftigen Gefühle des Vaters oder diejenigen der

Mutter niemals eine Ablehnung seiner Existenz bedeuten. Diese Differenzierung kann sehr wichtig sein, damit die *emotionalen Grenzen* zwischen den Eltern und dem Baby wiederhergestellt werden.

Was ich den Eltern in der Babytherapie zeige, ist eine Methode, die ich zuerst für Paare entwickelt habe. Die Eltern können das, was sie bei mir im Behandlungsraum erfahren haben, auch zu Hause ausprobieren. Die gegenseitige Unterstützung und das Berühren sind häufig wirksamer als Sprechen; das Paar erreicht so eine größere Tiefe des Empfindens, die Liebe kann leichter fließen, und Veränderungen können im Körper besser wahrgenommen werden. Wichtig ist, dass nicht einer der Partner zum »Therapeuten« wird, der den anderen stützt und ihm Geborgenheit vermittelt, während der andere in seiner Bedürftigkeit verharrt; vielmehr sollte jeder von ihnen einmal die eine und dann wieder die andere Rolle übernehmen. Dabei spüren beide nach einer Weile: Jetzt geht es nicht mehr nur um unser Baby, jetzt geht es auch um uns und darum, was das Baby *bei uns als Eltern* auslöst. Sie werden, wenn das Baby weint oder schreit, ihre Aufmerksamkeit dann nicht ausschließlich ihm zuwenden, sondern fähig sein, zugleich auf *ihren eigenen Körper* zu achten und die eigenen Gefühle zuzulassen. Ich spreche in diesem Zusammenhang gerne vom *radikalen Blick nach innen*: Wenn uns etwas heftig bewegt, sollten wir den Blick nicht nach außen wenden und fragen: Wer oder was ist schuld an meinem Elend? Mit dem »radikalen Blick nach innen« fragen wir: Welches Gefühl hat mich gerade jetzt in meinen Grundfesten erschüttert? Woher kommt es? Welcher wunde Punkt, welche Verletzung ist gerade jetzt berührt und wachgerufen worden?

Matthias

Die Geschichte von Matthias hat nicht nur mich, sondern auch alle anderen Teilnehmer meines Baby-Seminars tief berührt. Die Eltern suchten meine Hilfe, weil Matthias in den letzten drei Monaten der Schwangerschaft aufgehört hatte zu wachsen. Entsprechend klein wurde er geboren. Zu dem Zeitpunkt, als die Eltern zu mir kamen, war er bereits sechs Monate alt und immer noch untergewichtig. Die Eltern machten sich Sorgen, ob ihr Kind aufgrund dieser Entwicklungsstörung einen bleibenden Schaden davontragen würde – eine für mich ganz ungewöhnliche Problemstellung.

Zunächst versuche ich auf verschiedene Weise, mit der Mutter ins Gespräch zu kommen, ich merke aber bald, wie gehemmt sie ist. So wende ich mich nach einer gewissen Zeit dem Vater zu. Inzwischen habe ich ihn schon eine Weile beobachtet, und mir ist aufgefallen, wie wunderschön er mit Matthias spielt, der sich seit kurzem vom Rücken auf den Bauch und zurück drehen kann. Der Kleine hält sich dabei jeweils liebevoll mit einem Händchen am Knie seines Vaters fest. Diese innige, warme Atmosphäre zwischen dem Vater und seinem Sohn spreche ich als Erstes an – ich möchte an den Ressourcen des Vaters anknüpfen. Der Vater antwortet prompt, ja, zwischen ihm und seinem Sohn bestehe eine starke Bindung, seine Liebe zu ihm fließe besonders stark, wenn er ihn auf seinem Körper spüre. Als ich ihn dazu auffordere, den Kleinen auf den Arm zu nehmen, zeigt sich sofort ein Strahlen auf beiden Gesichtern. Jetzt erzählt der Vater spontan, diese Innigkeit sei nicht immer da gewesen, er habe sich ursprünglich sehr gegen ein Kind gewehrt. Aber seine Frau wollte unbedingt ein Kind – ohne Baby hätte ihr etwas gefehlt, sie wäre unglücklich gewesen, das habe er intuitiv gespürt. Darum habe er damals »in den sauren Apfel gebissen«.

Ich frage den Vater, ob er etwas von sich und seiner eigenen Kleinkinderzeit wisse. Wir erfahren, dass er selber zu früh, bereits im achten Monat, auf die Welt gekommen ist und zwei Monate im Brutkasten liegen musste. Als er zwei Jahre alt war, verließ sein Vater die Familie. Ich bin einfach sprachlos und kann gar nicht verstehen, wie ein Mensch mit einer so heftigen Traumageschichte eine so herzliche und liebevolle Beziehung zu seinem Kind aufbauen konnte. Schließlich teile ich dem Vater meine Vermutung mit, möglicherweise sei er durch sein Kind von seinem eigenen heftigen Trennungstrauma geheilt worden. Der Vater antwortet, das sei ihm schon klar, deswegen erlebe er auch eine so große Liebe zu Matthias.

Gegen Ende der Sitzung kann ich auch zur Mutter einen Kontakt herstellen, und zwar als sie spürt, dass ich sie keineswegs kritisieren, sondern sie im Gegenteil von ihren Schuldgefühlen entlasten und in ihrer Kompetenz bestätigen möchte.

Nach der Sitzung lade ich die Eltern ein, bei unserer Feedback-Runde im Kreis der Kolleginnen und Kollegen dabeizubleiben. Ich bitte die Teilnehmer, ganz einfach zu erzählen, was sie während der Sitzung bei sich, in ihrem Körper, erlebt und wahrgenommen hätten. Viele von ihnen erzählen mit Tränen in den Augen von ihrer eigenen frühen Lebensgeschichte. Die Eltern von Matthias können kaum glauben, wie viele Gefühle sie bei den Teilnehmern des Seminars wachgerufen haben – und das ist ein weiterer Schritt auf ihrem Weg zur Heilung.

Am Beispiel von Matthias wollte ich noch einmal zeigen, dass ein Baby immer mit einer großen Liebe für seine Eltern aus der anderen Welt kommt. Es trägt das Potenzial zur Heilung für beide Eltern in sich. Wichtig ist ihre Offenheit für seine Liebe.

Felix

Felix ist zwei Jahre alt, ein süßes Kerlchen mit zwei strahlenden Augen. Aber er kommt jede Nacht zwei bis vier Mal und schreit nach seiner Mama. Sie sei am Ende ihrer Kräfte, erzählt die Mutter, und manchmal werde sie so wütend, dass sie ihn an die Wand klatschen könnte. Diese Krise habe dazu geführt, dass sie sich vor ein paar Monaten sogar von ihrem Mann trennen wollte.

Meine Mitarbeiterin Edith Rüdisühli und ich spüren sofort, dass die Mutter einem Nervenzusammenbruch nahe ist und dringend Unterstützung braucht. Als Erstes gibt ihr Edith eine wunderbare Cranio-Sitzung und »füllt sie mit Licht«. Dann fragen wir die Eltern, ob sich die Mutter in den Schoß des Vaters setzen möchte. Und in dieser geborgenen Situation berühre ich beide Eltern an den Schultern, ich versuche so ihre Ressourcen zu verstärken. Die Mutter kommt allmählich etwas zur Ruhe und erzählt, dass sie als Kind nie eine Nähe zu ihrer Mutter erlebt habe – aber sie hätte diese Nähe natürlich genauso nötig gehabt, wie Felix heute ihre Nähe braucht. Dann erzählt sie weiter, vor einem halben Jahr habe sie ein Baby verloren, und seither spiele Felix »Bébé« und wolle ständig in ihrer Nähe sein. Ganz offensichtlich versucht er seine Mutter zu trösten.

In der Zwischenzeit trocknet Felix seiner Mama immer wieder die Augen mit einem Taschentuch, aber wir spüren, dass er von einer starken inneren Unruhe getrieben wird; er kann nie still sein. Je mehr sich die Mutter im Schoß ihres Mannes entspannen kann, desto stärker beginnt die Liebe zwischen den beiden wieder zu fließen, und es tauchen gute alte Erinnerungen auf, so erinnert sich Felix' Mutter zum Beispiel, wie verliebt sie bei ihrer ersten Begegnung waren. Und der Vater beginnt zu weinen, als er spürt, wie viel Angst er in der letzten Zeit hatte, seine Frau zu verlieren. Eine große Ruhe breitet sich aus.

Auch Felix ist in der Zwischenzeit ganz ruhig geworden. Er nimmt nun mit verschiedenen Leuten im Raum Kontakt auf, singt mit ihnen zusammen oder flirtet gar. Das ist ganz typisch: Wenn die Ressourcen wieder fließen und die Liebe zwischen den Eltern wieder aufblüht, können sich die Kinder entspannen und sich der Welt wieder neugierig zuwenden oder endlich ruhig schlafen.

Babys kommen mit einer so großen Liebesfähigkeit aus der geistigen Welt, dass sie keinen Versuch unterlassen, ihren Eltern zu helfen oder die beiden wieder liebevoll zusammenzubringen. Babys müssen nicht »erzogen« werden – sie sind es, die uns mit so viel Liebe begegnen und uns führen und leiten. Unsere Aufgabe ist es, dieses göttliche Geschenk zu erkennen und anzunehmen. In diesem Sinne möchte ich den Bericht über meine Arbeit mit den Eltern mit den Worten von Khalil Gibran beschließen.

Von den Kindern

Und eine Frau, die einen Säugling an der Brust hielt, sagte: Sprich uns von den Kindern.

Und er sagte:

Eure Kinder sind nicht eure Kinder.

Sie sind die Söhne und Töchter der Sehnsucht des Lebens nach sich selber.

Sie kommen durch euch, aber nicht von euch, und obwohl sie mit euch sind, gehören sie euch doch nicht.

Ihr dürft ihnen eure Liebe geben, aber nicht eure Gedanken, denn sie haben ihre eigenen Gedanken.

Ihr dürft ihren Körpern ein Haus geben, aber nicht ihren Seelen, denn ihre Seelen wohnen im Haus von morgen, das ihr nicht besuchen könnt, nicht einmal in euren Träumen.

Ihr dürft euch bemühen, wie sie zu sein, aber versucht nicht, sie euch ähnlich zu machen.

Denn das Leben läuft nicht rückwärts, noch verweilt es im Gestern.

Ihr seid die Bogen, von denen eure Kinder als lebende Pfeile ausgeschickt werden.

Der Schütze sieht das Ziel auf dem Pfad der Unendlichkeit, und Er spannt euch mit Seiner Macht, damit Seine Pfeile schnell und weit fliegen.

Lasst euren Bogen von der Hand des Schützen auf Freude gerichtet sein.

Denn so wie Er den Pfeil liebt, der so fliegt, so liebt Er auch den Bogen, der fest ist.

Aus: Kahlil Gibran, *Der Prophet*

Epilog

Was gibt es für Möglichkeiten, ein Trauma, eine Verletzung aus der ersten Lebenszeit – Schwangerschaft, Geburt und Babyzeit – aufzuspüren? Wenn wir auf ein aktuelles Ereignis oder ein Geschehen heftig mit Gefühlen, Ängsten, vielleicht mit Schmerz oder Krankheit reagieren, dann sollten wir erst einmal innehalten und uns fragen: Was in mir ist es, das so heftig angesprochen und verletzt worden ist? Nicht in der Anklage gegen außen steckenbleiben, sondern der geistigen Welt dankbar sein, dass sie mir diese Herausforderung geschickt hat. Vielleicht muss ich erst meine Ressourcen mobilisieren, um die Orientierung wiederzufinden. Oder ich brauche eine freundschaftliche Unterstützung, die mir beim »Übersetzen« behilflich ist: Was will mir mein Gefühlssturm, was will mir meine Krankheit mitteilen? Was sollte ich in meinem Leben ändern? Nicht ablenken, sondern bei sich bleiben, im Körper und bei diesen schwierigen und unangenehmen Gefühlen. Nachspüren. Dies ist, was ich als den radikalen Blick nach innen bezeichne.

Mit unseren geheimen und verborgenen Verletzungen in Kontakt zu kommen und sie zu transformieren ist eine lebenslange Aufgabe. Wir befreien so unsere Kreativität und Menschlichkeit, unsere Stärke und Liebesfähigkeit darf erblühen. Das ist der Sinn unseres Lebens. Unsere Kinder und Lebenspartner sind dabei eine unendliche Hilfe. Nur sollten wir bereit sein, ihre Botschaft in uns aufzunehmen und wirken zu lassen.

Von der Wissenschaft und Medizin wurde ein Neugeborenes lange Zeit als ein Wesen ohne Gefühle und Bewusstsein betrachtet. Erst allmählich wurde dieses Bild in den letzten Jahrzehnten korrigiert, nachdem das Erleben und die Emotionen dieses kleinen Menschenkindes schon im Mutterleib entdeckt worden sind.

Die pränatale Psychologie und Psychotherapie vermochte unser altes Menschenbild radikal zu verändern: Durch ihre Arbeit konnte sie zeigen, wie die Seele aus der geistigen Welt herüberkommt und mit ihrem Bewusstsein – noch näher beim Ursprung – höher ist als dasjenige von uns Erwachsenen. Es ist dies der göttliche Kern in uns allen. Die pränatale Psychologie und Psychotherapie stand im letzten Jahrhundert weitgehend am Rande des wissenschaftlichen und öffentlichen Interesses. Indem es ihr gelingt, Wissenschaft und Spiritualität miteinander zu verbinden, kann sie in diesem Jahrhundert unser Menschenbild entscheidend verändern.

Bei der Arbeit mit Menschen richte ich mein Augenmerk nicht mehr auf ihre Schwierigkeiten und »Pathologien«, sondern auf ihren göttlichen Kern, ihre Lebensaufgabe, ihr kreatives Potenzial und ihre Liebesfähigkeit. Bei manchen Menschen ist dieser Kern eher verborgen, bei anderen liegt er offen zutage. Sobald ich mit ihm in Verbindung bin, spüre ich, wie meine zärtlichen Gefühle zu fließen beginnen, empfinde ich Liebe für mein Gegenüber. Durch die geborgene Atmosphäre ist etwas Neues entstanden, und die Heilung beginnt.

Ein persönliches Nachwort

Seit mehr als vierzig Jahren begleite ich als Therapeut in meiner Praxis Menschen auf ihrem Weg, und während dieser Zeit befand ich mich auch persönlich immer in irgendeiner Art von Selbsterfahrung oder Therapie. Mein Leben ist durchdrungen von einem großen Interesse an der allerersten Lebenszeit des Menschen. Dem gehe ich in meiner therapeutischen Arbeit und als Autor von Büchern und Artikeln nach. Was sind die persönlichen Wurzeln dieser starken Motivation?

Ursprünglich wollte ich Filmregisseur werden. Ich suchte einen Weg, eigene Geschichten und Traumbilder in die Sprache des Films umzusetzen. Doch bevor ich mich ganz dieser Leidenschaft widmen würde, wollte ich mir zuerst eine »solide Grundlage« schaffen: Ich studierte Zoologie in Basel. Damals lernte ich meine spätere Frau Ilse kennen, und nach unserer Heirat bekamen wir bald zwei Kinder.

Aber in dieser Zeit ging es mir nicht gut. Ich blühte nicht etwa auf, wie man es hätte erwarten können, sondern ich wurde ganz im Gegenteil von immer stärker werdenden Ängsten heimgesucht. Mit meiner heutigen Kenntnis als Psychotherapeut würde ich mich als Borderline-Persönlichkeit bezeichnen, als Grenzgänger am Rande einer Psychose. Aus diesem Grund gab ich den Wunsch auf, als Filmregisseur zu arbeiten – ich musste mir zuerst einmal selber helfen. So begab ich mich in eine psychoanalytische Behandlung. Schon bald wurde mir klar, dass ich den Beruf eines Psychoanalytikers gerne selbst ausüben wollte.

Im Jahr 1970 begann ich, in einem Kinderheim mit schwer gestörten, teils völlig verwahrlosten Kindern zu arbeiten, die in einer »normalen« Schule nicht mehr tragbar waren. Zur gleichen Zeit baute ich eine Privatpraxis auf. Dort arbeitete ich zunächst mit Erwachsenen in Einzeltherapie, später mit Paaren und Familien.

Zwar ging es mir im Laufe meiner mehr als zehn Jahre dauernden Psychoanalyse langsam besser, und ich bekam wieder Boden unter den Füßen, doch meine Beziehung zu Ilse zerbröckelte allmählich, so dass wir uns schließlich zur Trennung und Scheidung entschlossen – ein Schritt, der mir besonders wegen der Kinder schwerfiel, zu denen ich eine intensive Beziehung aufgebaut hatte. Mit der Trennung von meiner Frau verlor ich den alltäglichen Umgang mit ihnen.

Aber ich war damals noch jung und hatte die Vorstellung, ich würde eine andere Partnerin finden, mit der ich vielleicht nochmals eine Familie gründen könnte. Was ich nicht ahnte: Nach der Trennung von Ilse blieb ich fast zwanzig Jahre lang allein. Eine für mich schmerzensreiche Zeit begann. Jedes Mal, wenn ich mich neu verliebte, wurde es noch schwieriger. Ich hatte den sehnlichsten Wunsch nach einer glücklichen Liebesbeziehung und sah mich zugleich bei jeder neuen Begegnung noch größeren Ängsten vor Nähe und Hingabe ausgeliefert. Nach jedem Scheitern folgten Jahre, in denen ich heftig unter der Trennung litt. Und all das nach einer mehr als zehnjährigen Psychoanalyse, nach der ich mich als »geheilt« betrachtete!

Ich konnte gar nicht anders, ich musste meine Ängste und Depressionen weiter erforschen, und so begann ich eine Körperpsychotherapie bei Elisabeth Schlumpf in Zürich. Ich hoffte, auf diese Art tiefer an die Wurzeln meiner Störung zu gelangen. Und auch in meiner eigenen psychotherapeutischen Praxis arbeitete ich nun zunehmend mit den Methoden der Körperpsychotherapie.

Als auch eine dritte Liebesbeziehung nach kürzester Zeit wieder zerbrach, war ich vollkommen verzweifelt: Wie sollte ich Menschen »heilen«, wenn ich selbst unfähig war, eine gute und stabile Beziehung aufzubauen? Ich begann mich mit dem Gedanken anzufreunden, dass es besser sei, meine Praxis zu schließen, wenn es mir nicht gelang, mir selbst zu helfen. Vor allem aber wollte ich die Ursache für all diese Schwierigkeiten in meinem Leben finden.

Meine Therapeutin, Elisabeth Schlumpf, begleitete mich mit großem Einfühlungsvermögen über all die schwierigen Klippen meines Lebens. Sie wurde für mich zur »guten Mutter«, die mir mein Leben ein zweites Mal geschenkt hat. Doch ich wollte über die heilenden Erfahrungen, die ich in der Arbeit mit ihr gemacht hatte, hinausgehen und auch andere, neue Therapieformen ausprobieren, um – das war meine Hoffnung – tiefer in das Wesen meiner Störung vorzudringen. So probierte ich verschiedene Atemtechniken aus und nahm auch bewusstseinserweiternde Substanzen. Alles half, aber den Schlüssel zu meiner Störung fand ich immer noch nicht.

Anfang der Neunzigerjahre hörte ich von zwei holländischen Psychotherapeuten, welche ihre Patienten/Klienten bis zurück in die erste Lebenszeit begleiten, bis zur Geburt und in die Schwangerschaft. Dies wollte ich unbedingt erleben, weil ich spürte, hier könnte eine wichtige Wurzel meiner Leiden verborgen sein. In eine leichte Trance versetzt überließ ich mich ganz einfach meinen Körperempfindungen, wobei sich ein immer heftiger werdender Schmerz im linken Unterbauch bemerkbar machte, verbunden mit massiven Todesängsten.

Zu diesen erschreckenden Körperempfindungen tauchten immer klarere innere Bilder auf: Nach ihren zwei Töchtern wollte meine Mutter keine weiteren Kinder mehr, sie war verzweifelt, als sie zum dritten Mal – nämlich mit mir – schwanger wurde, zumal sie sich von meinem Vater emotional immer stärker zurückzog. Mein Vater seinerseits verliebte sich zum ersten Mal in eine andere Frau. Eigentlich ist die Beziehung meiner Eltern zerbrochen, als meine Mutter mit mir schwanger war. Meine Mutter, die selbst eine extrem schwierige Kindheit und Jugendzeit durchlebt hatte, war in dieser ausweglos scheinenden Situation erfüllt von Angst und Panik. Sie zog eine Abtreibung in Erwägung, aber wegen ihrer katholischen Erziehung war das für sie keine Lösung. Da sie niemanden hatte, mit dem sie sich aussprechen konnte, sah sie zum Schluss keinen anderen Ausweg mehr, als sich in der Mitte der Schwangerschaft das Leben zu nehmen. Bei dem Versuch wurde sie von meinem Vater entdeckt. Der Rest der Schwangerschaft war für meine Mutter und mich ein Horror, wir haben uns verkrampft und verspannt, und bei der Geburt wären wir beide beinahe gestorben.

Was ich in dem leichten Trancezustand während dieser Sitzung erlebt hatte, war für mich zunächst völlig überraschend. Nie hätte ich etwas Derartiges vermutet. Meine zweite Reaktion war Erleichterung, denn nach diesem Erleben erschienen mir meine Ängste und Schwierigkeiten in Liebesbeziehungen plötzlich in einem neuen Licht. Ich glaubte, eine Art innere Formel entdeckt zu haben: »Wenn ich mein Herz öffne, werde ich umgebracht.« Aber zugleich erwachte der Zweifler in mir, denn wer gab mir die Gewissheit, dass dies auch alles so geschehen war? Meine Eltern waren damals schon seit mehr als zwanzig Jahren tot, und diejenigen, die ich befragte, weil ich mir von ihnen Antworten erhoffte, wussten von nichts. Immerhin fand ich Hinweise in meinem Traumtagebuch, die manches bestätigten, was ich während der Rückführung in meine frühe Lebenszeit erfahren hatte. So träumte ich den Suizidversuch meiner Mutter schon mehr als einmal in klaren Bildern. Nur waren mir meine früheren Träume so surreal erschienen, dass ich sie sofort wieder vergessen hatte. Eine erste Spur war auf jeden Fall gefunden.

Nach diesem ersten Erleben war mir auch klar: Einsicht und Erkenntnis allein genügen nicht. Ich musste einen Weg finden, mit diesen alten Verletzungen umzugehen. Damals hörte ich, dass es in den USA Therapeuten gab, die mit Babys arbeiteten, um sie von ihrem Geburts- bzw. Schwangerschaftstrauma zu befreien. Es handelte sich dabei um den Altmeister der pränatalen Psychotherapie, William Emerson, und seinen Schüler Ray Castellino. Als Ray in die Schweiz kam, besuchte ich seinen Kurs und wusste sofort: Ich wollte ihn und William Emerson zu einer Weiterbildung in pränataler Körperpsychotherapie in die Schweiz holen. Zusammen mit meinem Freund und Kollegen Markus Fischer, dem Leiter des IBP-Instituts (Integrative Body Psychotherapy) in Winterthur, organisierten wir sie. Während dieser mehrjährigen Ausbildung erlebte ich nochmals ein reinigendes »Höllenfeuer«. Danach spürte ich jedoch, wie die Lebensfreude in mir erwachte und ich mich wirklich besser fühlte in meinem Körper. Und ich hatte meinen Weg als Körperpsychotherapeut gefunden! So, wie ich selbst es bei William Emerson und Ray Castellino erlebt hatte, wollte ich in Zukunft mit Menschen arbeiten – in der Einzeltherapie, mit Paaren sowie mit Babys bzw. Kleinkindern und ihren Eltern.

Der »eiserne Ring um mein Herz« begann sich zu öffnen, und die Liebesbeziehung mit meiner zweiten Lebenspartnerin begann. Auch wenn sich diese neue Liebe als ähnlich schwierig herausstellte wie meine früheren Liebesbeziehungen, war das für mich doch eine sehr beglückende Erfahrung. Trotz allem Schmerz durfte ich erleben, wie im »Feuer der Liebe« die alten Verletzungen aus der Frühzeit des Lebens zwar wieder aufbrechen, sich aber, wenn sie voll erlebt werden, auch verwandeln können.

Die Beziehung mit C. ist nach vielen Jahren wieder zerbrochen – für mich ein fast unfassbarer Schock. Ich habe Phasen tiefster Verzweiflung durchlebt. Doch nachdem ich langsam aus meiner Einsamkeit, Hilflosigkeit und Ohnmacht wieder aufgetaucht war, erkannte ich, dass diese Trennung trotz all ihrer emotionalen Abgründe mir letztlich geholfen hat, den Schock, den ich als Baby im Bauch meiner Mutter durchlitten habe, auf der Beziehungsebene noch einmal bewusst nachzuerleben. So bin ich C. heute dankbar für alles, was ich mit ihr zusammen erfahren durfte – auch für die Trennung! Ich fühle mich ihr tief verbunden.

Auf meinem Weg habe ich mein ursprüngliches Trauma in etwas Neues verwandeln können, und mein schweres frühes Schicksal hat sich als großer Reichtum erwiesen. Ich konnte schließlich mein ganzes menschliches Potenzial entwickeln, und mein Herz hat sich dabei immer weiter geöffnet in Liebe zu den Menschen, denen ich begegne. Aus meiner primären Verletzung im Verlauf der Schwangerschaft und während der Geburt wurde eine Quelle von Kraft und Lebensfreude, von Optimismus und Hoffnung. Mein ursprünglicher Groll auf meine Eltern und das Hadern mit meinem Schicksal ist einer tiefen Dankbarkeit und Demut gewichen: Ohne meine Eltern wäre ich nie dorthin gekommen, wo ich heute stehe. Erst relativ spät in meinem Leben kann ich endlich alles, was ich von ihnen bekommen habe, als ein großes Geschenk annehmen.

Dank

Schließlich möchte ich mich bei verschiedenen Personen bedanken. Vor allem bei meinen amerikanischen Lehrern, insbesondere beim Altmeister der pränatalen Psychologie und Psychotherapie, William Emerson, der als Erster mit Babys und Kleinkindern zu arbeiten anfing. Ebenso bei seinen Schülern Ray Castellino und Karlton Terry. Mein Buch hätte ohne all die Anregungen, welche ich in den Weiterbildungen bei ihnen erhalten habe, nicht geschrieben werden können. Wichtig für mein Handwerk ist auch die von Peter Levine entwickelte Traumatherapie.

Danken möchte ich auch allen meinen Freundinnen und Freunden, die mein Manuskript gelesen und mich mit ihren Anregungen unterstützt haben. Speziell bedanken möchte ich mich an erster Stelle bei dem Gynäkologen und Pränatalpsychologen Kurt Bischofberger, dem Leiter des Elisabethen-Krankenhauses in Lörrach, und ferner bei dem Gynäkologen Sven Hildebrandt, dem Präsidenten der Internationalen Gesellschaft für prä- und perinatale Psychologie und Medizin (ISPPM) hier in Europa. Am meisten danken möchte ich jedoch der Psychiaterin und Kindertherapeutin Antonia Stulz in Zürich, die mein Manuskript mit großer Sorgfalt durchgelesen und mit vielen Randnotizen und Anregungen versehen hat. Ihre Hilfe war von unschätzbarem Wert für mich. Bedanken möchte ich mich schließlich bei Regina Bratschi, die mit viel Geduld mein Manuskript geschrieben und immer wieder neue Ergänzungen eingearbeitet hat. Sie kennt die Entstehungsgeschichte meines Buches so gut wie niemand sonst und hat mich mit ihrer mütterlichen Intuition dazu angeregt, das Kapitel zur Entlastung der Schuldgefühle der Eltern in der Einleitung zu schreiben.

Zum Schluss möchte ich Ingrid Anna Kleihues danken, die mir geholfen hat, einen Verlag für mein Buch zu finden, und Irmela Köstlin für ihre kompetente und liebevolle Textarbeit. Sie hat das Buch so umgestaltet, dass es lesbarer geworden ist, und durch ihre Fragen zur Klarheit des Textes beigetragen. Ich möchte schließlich bei meinem Freund Thomas Harms und Christian Flierl, dem Redaktor des Psychosozial-Verlags, für die Unterstützung bei der Wiederauflage meines Buchs herzlich danken. Es ist dies eine leicht veränderte und aktualisierte Neuauflage von *Das goldene Tor zum Leben*, das 2013 im Arkana-Verlag in München erschienen ist.

Literatur

ADAM, Michael und Volker Korbei 1997: Rund ums Kinderkriegen. Kösel Verlag, München.

BARKER, David 1998: Mothers, Babies and Health in later Life. Churchill, Livingstone Edinborough (2. ed.).

BAUER, Joachim 2002: Das Gedächtnis des Körpers. Wie Beziehungen und Lebensstile unsere Gene steuern. Eichborn, Frankfurt.

BLAFFER-HRDY, Sarah 2010:c Mütter und andere. Wie die Evolution uns zu sozialen Wesen gemacht hat. Berlin Verlag, Berlin.

CARMAN, Elizabeth M. und Neil J. Carman 1999: Cosmic Cradle. Souls waiting in the Wings of Birth. The Soul's Passage from Heavenly Worlds to our Mother's Womb. Sunstar Publishing, Fairfield, Iowa.

CASTELLINO, Ray: siehe www.castellinotraining.com

CHAMBERLAIN, David 1990: Woran Babys sich erinnern. Die Anfänge unseres Bewusstseins im Mutterleib. Kösel, München.

CHAMBERLAIN, David 1997: Neue Forschungsergebnisse aus der Beobachtung Vorgeburtlichen Verhaltens. In: Ludwig Janus und Sigrun Haibach (Hg.): Seelisches Erleben vor und während der Geburt. LinguaMed-Verlag, Neu-Isenburg.

CHAMBERLAIN, David 2013: Window to the Womb. Revealing the Conscious Baby from Conception to Birth. North Atlantic Books, Berkeley California.

DEYRINGER, Mechthild 2008: Bindung durch Berührung. Schmetterlingsmassage für Eltern und Babys. Leutner, Berlin. Neuauflage 2017: Psychosozial-Verlag, Gießen.

DIEDRICHS, Paula und Vera Olbricht 2002: Unser Baby schreit so viel! Was Eltern tun können. Kösel, München.

DORNES, Martin 1993: Der kompetente Säugling. Die präverbale Entwicklung des Menschen. Fischer, Frankfurt.

EHINGER, Carmen und Franz Renggli 2008: Die pränatale Wurzel von Konflikten in der Partnerschaft. In: Rupert Linder (Hg): Liebe, Schwangerschaft, Konflikt und Lösung, Erkundungen zur Psychodynamik des Schwangerschaftskonflikts. Mattes, Heidelberg.

ELIACHEFF, Caroline 1994: Das Kind, das eine Katze sein wollte. Psychoanalytische Arbeit mit Säuglingen und Kleinkindern. Kunstmann, München.

EMERSON, William 2000: Behandlung von Geburtstraumata bei Säuglingen und Kindern. Gesammelte Vorträge. Neu herausgegeben durch Ludwig Janus (2012), Mattes, Heidelberg.

EMERSON, William 2011: Somatotrope Therapie. In: Peter Schindler (Hg): Am Anfang des Lebens, Schwabe, Basel.

EMERSON, William 2017: Geburtstrauma. Die Auswirkungen der modernen Geburtshilfe auf die Psyche des Menschen. Moshammer, St. Nikolai im Sausal.

EMERSON, William, siehe: www.emersonbirthrx.com

EVERTZ, Klaus, Ludwig Janus und Rupert Linder (Hg.) 2014: Lehrbuch der Pränatalen Psychologie. Mattes, Heidelberg.

FERRARI, Gabriella 2010: Neun Monate und darüber hinaus. Die ersten Interaktionen. DVD, zu beziehen über www.lunsole.org

FODOR, Nandor 1949: The Search for the Beloved. A Clinical Investigation of the Trauma of Birth and Pre-Natal Conditioning, NY. Neuauflage: Mattes, Heidelberg.

GLUCKMAN, Peter und Mark Hanson 2005: The Fetal Matrix. Evolution, Development and Disease. Cambridge University Press, New York.

GLUCKMAN, Peter und Mark Hanson (Hg.) 2006: Developmental Origin of Health and Disease. Cambrigde University Press, New York.

GROF, Stanislav 1985: Geburt, Tod und Transzendenz. Neue Dimensionen in der Psychologie. Kösel, München.

HALLET, Elisabeth 1995: Soul trek. Meeting our Children on the Way to Birth. Light Hearts Publishing, Hamilton.

HALLET, Elisabeth 2002: Stories of the Unborn Soul, the Mystery and Delight of Pre-Birth-Communication. Writers Club Press, San José, NY.

HARMS, Thomas (Hg.) 2000: Auf die Welt gekommen. Die neuen Baby-Therapien. Leutner, Berlin. Neuauflage 2017: Psychosozial-Verlag, Gießen.

HARMS, Thomas 2008: Emotionelle erste Hilfe. Bindungsförderung, Krisenintervention, Eltern-Baby-Therapie. Leutner, Berlin. Neuauflage 2017: Psychosozial-Verlag, Gießen.

HESS, Eckehard 1975: Prägung. Die frühkindliche Entwicklung von Verhaltensmustern bei Tier und Mensch. Kindler, München.

HIDAS, György und Jenö Raffai 2006: Nabelschnur der Seele. Psychoanalytisch orientierte Förderung der vorgeburtlichen Bindung zwischen Mutter und Baby. Psychosozial Verlag, Giessen.

HILDEBRANDT, Sven, Johanna Schacht und Helga Blacy (Hg.) 2012: Wurzeln des Lebens. Die pränatale Psychologie im Kontext von Wissenschaft, Heilkunde, Geburtshilfe und Seelsorge. Mattes, Heidelberg.

HUIZINK, Anja C. et al. 2004: Prenatal Stress and Risk for Psychopathology. Psychological Bulletin 130: 115–142.

HUIZINK, Anja C. 2005: Pränataler mütterlicher Stress und die Entwicklung des Säuglings. Möglichkeiten und Grenzen der pränatalen Stressforschung. In: Inge und Hans Krens (Hg.): Grundlagen einer vorgeburtlichen Psychologie. Vandenhoeck & Ruprecht, Göttingen.

HUIZINK, Anja C.et al. 2017: From Prenatal Anxiety to Parenting Stress: a longitudinal study. In: Archives of Women's Mental Health 20: 663–672.

HÜTHER, Gerald und Inge Krens 2005: Das Geheimnis der ersten neun Monate. Unsere frühesten Prägungen. Walter, Düsseldorf.

JANUS, Ludwig 1991: Wie die Seele entsteht. Unser psychisches Leben vor und nach der Geburt. Hoffmann und Campe, München.

LAKE, Frank 1981: Tight Corners in Pastoral Counselling. Darton, Langman und Todd, London. Neudruck 2005.

LEBOYER, Frédérick 1981: Geburt ohne Gewalt. Kösel, München.

LEBOYER, Frédérick 1982: Das Fest der Geburt. Kösel, München.

LEVINE, Peter 1998: Traumaheilung. Das Erwachen des Tigers. Unsere Fähigkeit, traumatische Erfahrungen zu transformieren. Synthesis, Essen.

LEVINE, Peter 2011: Sprache ohne Worte. Wie unser Körper Trauma verarbeitet und uns in die innere Balance zurückführt. Kösel, München.

LIPTON, Bruce 2006: Intelligente Zellen. Wie Erfahrungen unsere Gene steuern. Koha, Isen.

LÜPOLD, Sibylle 2009: Ich will bei euch schlafen! Ruhige Nächte für Eltern und Kinder. Urania, Stuttgart.

MARCOVICH, Marina und Maria Theresia de Jong 2008: Frühgeborene – zu klein zu leben? Geborgenheit und Liebe von Anfang an. Kösel, München.

McCARTY, Wendy 2013: Ich bin Bewusstsein. Babys von Anfang an als ganzheitliche Wesen willkommen heißen Ein integratives Modell frühkindlicher Entwicklung. Innenwelt-Verlag, Köln.

MEUROIS-GIVAUDAN, Anne und Daniel 1993: Die neun Schritte ins Leben. Der Initiationsweg zur Geburt. Hugendubel, München.

MOTT, Francis 1959: The Nature of the Self. London.

MOTT, Francis 1960: Mythology of the Prenatal Life. The Integration Publishing Company, London.

MOTT, Francis 1964: The Universal Design of Creation. Edenbridge.

NATHANIELSZ, Peter 1999: Life in the Womb. The Origin of Health and Disease. Promethean Press, NY.

NICON, Luc 2011: Befreit von alten Mustern. Tipi – eine Körperreise zum Ursprung unserer Emotionen und Ängste. Junfermann, Paderborn.

NILSSON, Lennart 1990: Ein Kind entsteht. Bilddokumentation über die Entwicklung des Lebens im Mutterleib. Mosaik, München.

ODENT, Michel 1978: Die sanfte Geburt. Die Leboyer-Methode in der Praxis. Kösel, München.

ODENT, Michel 2005: Es ist nicht egal, wie wir geboren werden. Risiko Kaiserschnitt. Walter, Düsseldorf.

PIONTELLI, Alessandra 1996: Vom Fetus zum Kind. Über die Ursprünge des psychischen Lebens. Eine psychoanalytische Beobachtungsstudie. Klett-Cotta, Stuttgart.

RENGGLI, Franz 1974: Angst und Geborgenheit. Soziokulturelle Folgen der Mutter-Kind-Beziehung im ersten Lebensjahr. Ergebnisse aus Verhaltensforschung, Psychoanalyse und Ethnologie. Rowohlt, Reinbek.

RENGGLI, Franz 1992: Selbstzerstörung aus Verlassenheit. Die Pest als Ausbruch einer Massenpsychose im Mittelalter. Zur Geschichte der frühen Mutter-Kind-Beziehung. Rasch und Röhring, Hamburg.

RENGGLI, Franz 2000: Der Sonnenaufgang als Geburt eines Babys. Der pränatale Schlüssel zur ägyptischen Mythologie. Eine Hommage an den holländischen Religionshistoriker Bruno Hugo Stricker. In: International Journal of Prenatal and Perinatal Psychology and Medicine 12.

RENGGLI, Franz 2000: Ursprung des Seelenlebens, Prägung während der Schwangerschaft und Geburt. Eine Einführung in die prä- und perinatale Psychologie und Psychotherapie. In: Thomas Harms (Hg.): Auf die Welt gekommen. Die neuen Baby-Therapien. Leutner, Berlin. Neuauflage 2017: Psychosozial-Verlag, Gießen.

RENGGLI, Franz 2001: Der Ursprung der Angst. Antike Mythen und das Trauma der Geburt. Walter, Düsseldorf.

RENGGLI, Franz 2002: Tracing the Roots of Panic of Prenatal Trauma. In: Leonard Schmidt und Brooke Warner (Hg.): Panic, Origins, Insight and Treatment. North Atlantic Books, Berkeley, Ca.

RENGGLI, Franz 2004: Wenn eine Verletzung in den Abgrund führt … In: Trauma und Kränkung. Beiträge der neunten Fachtagung der Gesellschaft für Biodynamische Psychologie und Körperpsychotherapie in Schernau.

RENGGLI, Franz 2006: Mythen als Schlüssel für unser vorsprachliches Erleben, von der Babyzeit bis hin zur Zeugung. In: International Journal of Prenatal and Perinatal Psychology and Medicine 18.

RENGGLI, Franz 2006: Den Teufelskreis in einen Engelskreis umwandeln. Traumaheilung bei Babys, Kleinkindern und ihren Eltern. In: Inge und Hans Krens (Hg.): Zur Psychotherapie vorgeburtlicher Bindungsstörungen und Traumata. Vandenhoeck & Ruprecht, Göttingen.

RENGGLI, Franz 2007: Ingmar Bergmann aus pränataler Sicht. In: Ludwig Janus und Klaus Evertz (Hg.): Kunst als kulturelles Bewusstsein vorgeburtlicher und geburtlicher Erfahrungen. Mattes, Heidelberg.

RENGGLI, Franz 2011: Heilung und Geburt. Das Nacherleben der ersten Lebenszeit. In: Peter Schindler (Hg.): Am Anfang des Lebens. Neue Körperpsychotherapeutische Erkenntnisse über unsere frühesten Prägungen durch Schwangerschaft und Geburt. Schwabe, Basel.

RENGGLI, Franz 2011: Bindung zwischen einem Baby und seinen Eltern. In: Österreichische Hebammenzeitung 17(2).

RENGGLI, Franz 2012: Die pränatale Psychologie im Brennpunkt zwischen Wissenschaft und Spiritualität. In: Sven Hildebrandt et al.: Wurzeln des Lebens. Mattes, Heidelberg.

RENGGLI, Franz: www.franz-renggli.ch. Alle meine Artikel sind zu finden auf meiner Website.

RENZ-POLSTER, Herbert 2009: Kinder verstehen. Born to be wild. Wie die Evolution unsere Kinder prägt. Kösel, München.

ROCKENSCHAUB, Alfred 1998: Gebären ohne Aberglaube. Eine Fibel der Hebammenkunde. Aleanor, Lauter (Österreich).

SCHINDLER, Peter (Hg.) 2011: Am Anfang des Lebens. Neue körperpsychotherapeutische Erkenntnisse über unsere frühesten Prägungen durch Schwangerschaft und Geburt. Schwabe, Basel.

SCHLOCHOW, Barbara 2007: Gesucht: Mein verlorener Zwilling. Liebe und Tod am Beginn des Lebens. Edition à la Carte, Zürich. Neuauflage 2017: BoD.

SCHORE, Allan 1994: Affect Regulation and the Origin of Self: The Neurobiology of Emotional Development. Mahwah, NY.

SCHORE, Allan 2003: Affect Disregulation and Disorders of the Self. Northen, NY.

SCHORE, Allan 2003: Affect Regulation and the Repair of the Self. Northen, NY. Auf Deutsch: Affektregulation und die Reorganisation des Selbst. Klett-Cotta, Stuttgart.

SCHORE, Allan 2012: The Science of the Art of Psychotherapy. Norton, New York.

SELYE, Hans 1974: Streß. Bewältigung und Lebensgewinn. Piper, München.

SOLTER, Aletha 1994: Wüten, toben, traurig sein. Starke Gefühle bei Kindern. Kösel, München.

SOLTER, Aletha 2000: Auch kleine Kinder haben großen Kummer. Über Tränen, Wut und andere starke Gefühle. Kösel, München.

SOLTER, Aletha 2009: Warum Babys weinen, die Gefühle von Kleinkindern. Überarbeitete und aktualisierte Neuauflage von 1987. Kösel, München.

SPORK, Peter 2009: Der zweite Code, Epigenetik oder wie wir unser Erbgut steuern können. Rowohlt, Reinbek.

TERRY, Karlton 2002: The Sperm Journey. Five Biological Stages and some Psychological Correlates. Auf Deutsch: Die fünf Phasen der Spermienreise. In: Peter Schindler (Hg.) 2011: Am Anfang des Lebens. Schwabe, Basel.

TERRY, Karlton 2005: The Egg Journey. Ed. by Suzanne Weinberg. Siehe www.karltonterry.com

TERRY, Karlton 2011: Beobachtungen bei der Behandlung von Kindern, die durch künstliche Befruchtung gezeugt wurden. In: Peter Schindler (Hg.): Am Anfang des Lebens. Schwabe, Basel.

TERRY, Karlton 2014: Vom Schreien zum Schmusen, vom Weinen zur Wonne. Babys verstehen und heilen. Axel Jentzsch, Wien.

VAN DEN BERGH, Bea 2005: Über die Folgen negativer mütterlicher Emotionalität während der Schwangerschaft. In: Inge und Hans Krens (Hg.): Grundlagen einer vorgeburtlichen Psychologie. Vandenhoeck & Ruprecht, Göttingen, S. 94–105.

VAN DEN BERGH, Bea et al. 2005: Antenatal Maternal Anxiety and Stress and the Neurobehavioral Development of the Fetus and Child: Links and Possible Mechanisms. In: Revue Neuroscience and Biobehavioral Review 29: 237–258

VAN DEN BERGH, Bea et al. 2008: Antenatal Maternal Anxiety is Related to HPA-Axes Dysregulation and Self-Reported Depressive Symptoms in Adolescence: A prospective Study on the Fetal Origins of Depressed Mood. In: Neuropsychopharmacology 33: 536–545.

VAN DEN BERGH, Bea et al. 2015: Early life Influences on Cognition, Behavior and Emotions in Humans: From Birth to Age 20. In: Advances in Neurobiology 10: 315–331

VAN DEN BERGH, Bea et al. 2017: Parental Developmental Origins of Behaviour and Mental Health: The Influence of Maternal Stress in Pregnancy. In: Neuroscience Biobehavioral Reviews, July

VAN DER KOLK, Bessel et al. (Hg.) 2000: Traumatic Stress. Grundlagen und Behandlungsansätze. Theorie und Forschung zu posttraumatischem Stress sowie Trauma-Therapie. Junferman, Paderborn.

VAN LOMMEL, Pim 2009: Endloses Bewusstsein. Neue medizinische Fakten zur Nahtoderfahrung. Patmos, Düsseldorf.

VERNY, Thomas 2012: The Pre- and Perinatal Origins of Childhood and Adult Deseases and Personality Disorders. In: Journal of Prenatal and Perinatal Psychology and Health 26: 137–164.

VERNY, Thomas und Pamela Weintraub 2003: Das Baby von morgen. Bewusstes Elternsein von der Empfängnis bis ins Säuglingsalter. Rogner & Bernhard, München.

VILLOLDO, Alberto 2001: Das geheime Wissen der Schamanen. Wie wir uns selbst und andere mit Energiemedizin heilen können. Goldmann, München.

WAMBACH, Helen 1979: Life before Life. Banton Books, NY.

WILBER, Ken 2007: Integrale Spiritualität. Spirituelle Intelligenz rettet die Welt. Kösel, München.

Register

Psychosozial-Verlag

Dirk Beckedorf, Franz Müller

Von der Resonanz zur Bindung

Förderung von Wahrnehmung und Bindung durch die Systemische Hörtherapie

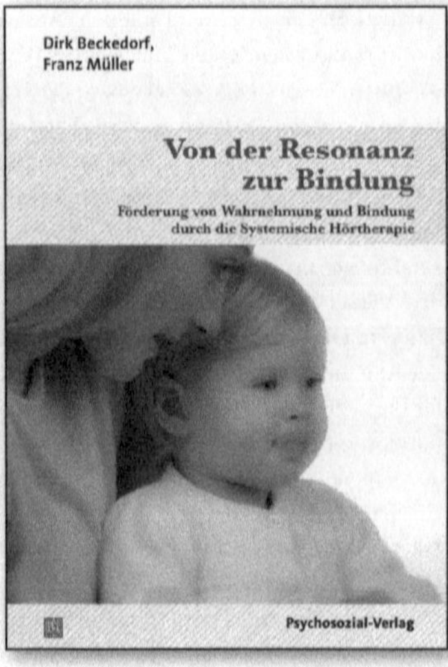

November 2016 · 321 Seiten · Broschur
ISBN 978-3-8379-2616-3

Wieso verändert das Hören von Mozart-Sinfonien die Öffnungs- und Bindungsbereitschaft eines Kindes? Und warum lassen Mozart-Klänge einen Säugling zur Ruhe kommen und ihn seinen Körper besser spüren? Wie erreichen Hören und Zuhören das Herz des Menschen? Dirk Beckedorf und Franz Müller legen systematisch und verständlich die psychosomatischen Grundlagen des menschlichen Hörens sowie die Geschichte, Anwendungsgebiete und Praxis der Systemischen Hörtherapie dar. Dabei sprechen sie Fachleute und Laien gleichermaßen an.

Die Stärke des Buches liegt darin, dass es Brücken schafft. So gelingt es den Autoren, das Thema des menschlichen Hörens in die Diskussionen der modernen Bindungs- und Gehirnforschung einzubetten. Durch diesen interdisziplinären Ansatz erfährt die Betrachtung des Ohres und der daran gebundenen Hörfunktionen eine ungeahnte Aktualität. In der vorliegenden Neuausgabe wurde die Regulation des Hörsinns durch das Autonome Nervensystem im Hinblick auf die Polyvagaltheorie von S. Porges überarbeitet. Die damit beschriebene »polyvagale Theorie des Hörens« ist besonders für alle mit dem Hörsinn arbeitenden wie auch im Bereich der Traumatherapie wirkenden Menschen relevant.